स्वस्थ हृदय : देखरेख और उपचार

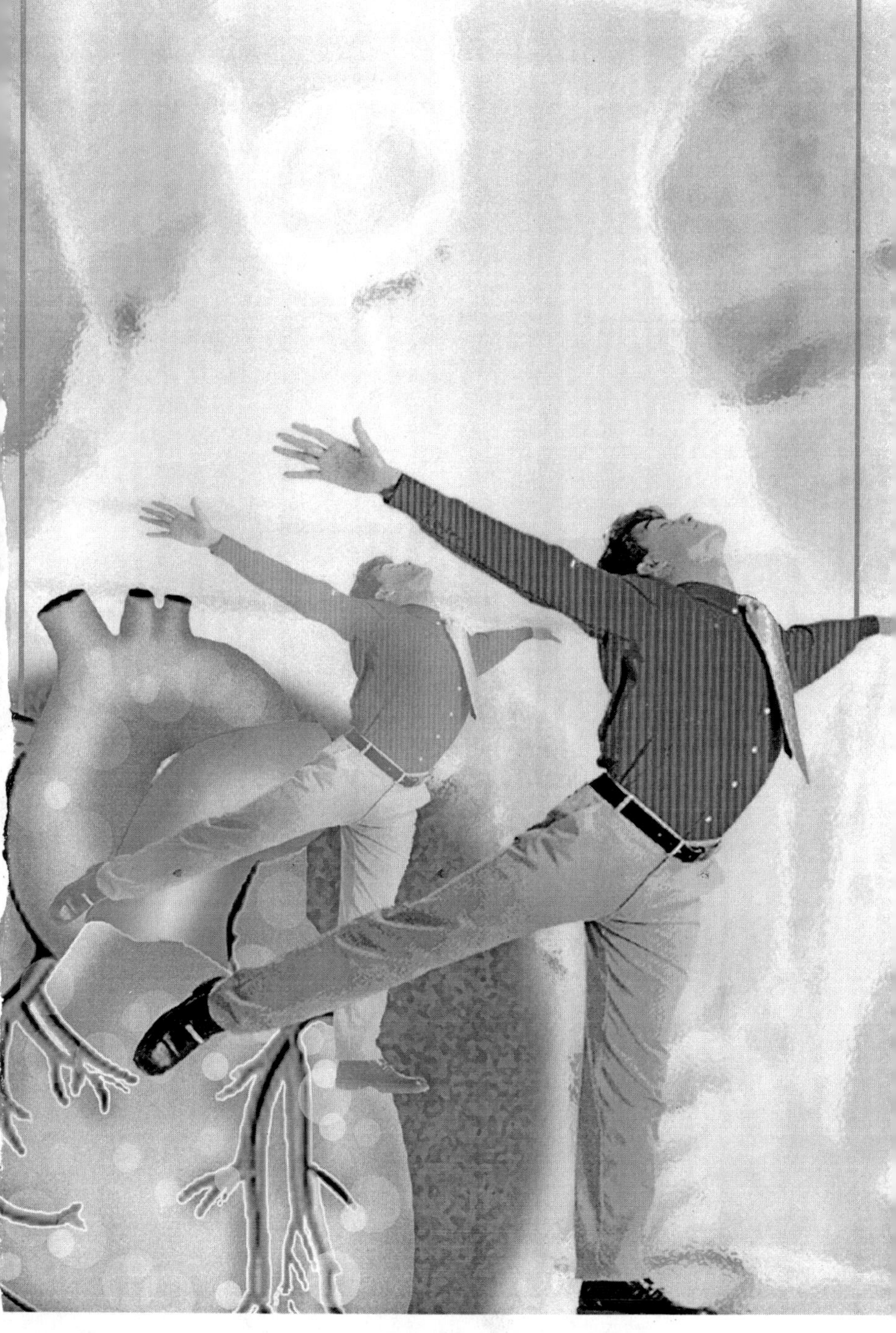

डॉ. यतीश अग्रवाल एवं डॉ. रेखा अग्रवाल की प्रमुख कृतियां

- डागडर बाबू
- मन की दुनिया
- 365 स्वास्थ्य मंत्र
- जटिल रोग सरल उपचार
- रोग नीरोग
- सबके लिए स्वास्थ्य
- स्वस्थ खाएं तनमन जगाएं
- नारी स्वास्थ्य और सौंदर्य
- खिले मातृत्व, गूँजें किलकारियाँ
- नेत्र रोग
- दांपत्य विज्ञान
- डायबिटीज के साथ जीने की राह
- स्वस्थ हृदय : देखरेख और उपचार
- ब्लड प्रेशर : जितना संयत उतना स्वस्थ
- कोरोनरी धमनी हृदय रोग
- डायबिटीज के साथ स्वस्थ जीवन
- दावाएं और हम
- प्यार के मोती (एड्स पर केंद्रित)
- हृदय रोग से कैंसर तक

बाल साहित्य

- फर्स्ट एड
- रक्त की कहानी
- बुलबुलों की गिनती
- जादू की सुइयां
- नारी शरीर के रहस्य
- शल्यचिकित्सा की कहानी

अंग्रेजी में

- अ हंडरेड लैम्पस
- मेजिक मंत्राज़ टू अ पैन-फ्री यूथफूल बैक
- द वर्ल्ड विदिन
- द स्टोरी ऑफ ब्लड
- हार्ट केयर
- बॉडी टॉक
- ऑल अबाउट हैविंग अ बेबी
- हार्ट टॉर्क
- मेनेजिंग डायबिटीज : हाओ मच शूगर इज टू मच
- हाई ब्लड प्रेशर : टेम द स्टेल्थ किलर
- द डेली ब्रेड
- द मेडिसन चेस्ट
- रिवर्सिंग बैक पैन

स्वस्थ हृदय

देखरेख और उपचार

डॉ. यतीश अग्रवाल
एम.बी.बी.एस., एम.डी. (दिल्ली)
विज्ञान वाचस्पति (इलाहाबाद)

राजकमल प्रकाशन

ISBN : 978-81-267-0700-3

मूल्य : ₹495

पहला संस्करण : 2003
तीसरा संस्करण : 2018

प्रकाशक : राजकमल प्रकाशन प्रा. लि.
1-बी, नेताजी सुभाष मार्ग, दरियागंज
नई दिल्ली-110 002

शाखाएँ : अशोक राजपथ, साइंस कॉलेज के सामने, पटना-800 006
पहली मंजिल, दरबारी बिल्डिंग, महात्मा गांधी मार्ग, इलाहाबाद-211 001
36 ए, शेक्सपियर सरणी, कोलकाता-700 017

वेबसाइट : www.rajkamalprakashan.com
ई-मेल : info@rajkamalprakashan.com

संपादक : रेखा अग्रवाल
कलापक्ष : अभिमन्यु सिन्हा

मुद्रक : बी.के. ऑफसेट
नवीन शाहदरा, दिल्ली-110 032

SWASTH HIRDAYA : DEKHREKH AUR UPCHAR
by Dr. Yatish Agarwal

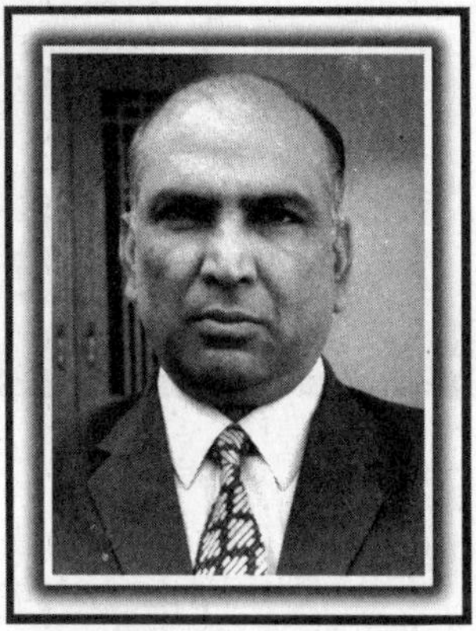

श्रद्धेय डॉ. देवराज अग्रवाल
की चिर-स्मृति को

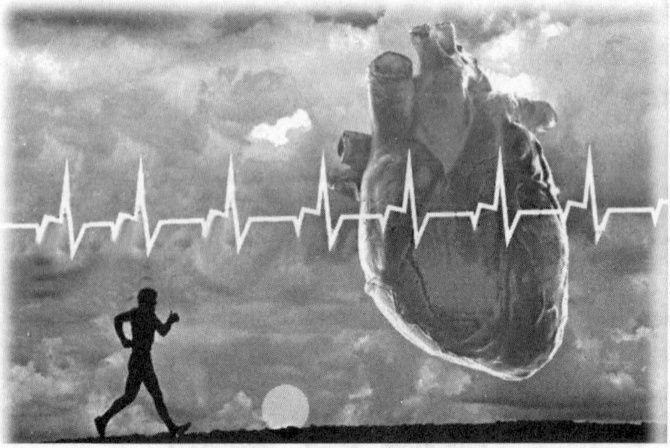

दिल की बात

जीवन का सुर-संगीत दिल की धड़कनों में ही बसा है। उसकी मिठास को कायम रखना सच्चे मायने में ईश्वर की अर्चना है। सच पूछें तो यह कोई मुश्किल काम नहीं; जरूरत सिर्फ स्वस्थ रहने के मूल नियम जानने और जानने के बाद उन्हें अपने जीवन में उतार लेने की है।

दिल के स्वर खिले हों या रुँधे हुए, धड़कनें स्वस्थ हों या रुग्ण, उनके साथ जीवन कैसे जिया जाए—यह मार्ग दिखाना ही इस कृति का ध्येय है। इसके लिए यह जरूरी है कि दिल के तमाम पहलुओं को हम ठीक से जानें-समझें और उन सभी उपायों की जानकारी पाएँ जो उसे आबाद रखने के लिए ईजाद किए गए हैं। मेरी यह पूरी कोशिश रही है कि इस विषय की अधुनातन जानकारी आपके सम्मुख रखूँ और उसे ग्रहण करने में आपको कहीं कोई मुश्किल न आए। सहूलियत के लिए चिकित्सा-जगत में प्रचलित तकनीकी शब्द भी जगह-जगह दिए गए

हैं ताकि आप उन जटिल मालूम होनेवाले शब्दों के सही-सही मायने समझ सकें जो डॉक्टर बेधड़क अपने मरीजों के साथ प्रयोग करते हैं।

इस प्रयास को सार्थक बनाने में मुझे कई मित्रजनों का सहयोग मिला। उनमें से कुछ का उल्लेख सलाहकार मंडल में मैंने किया है। उनके साथ-साथ मैं अपने मित्र और भाषाविद् डॉ. प्रभाती नौटियाल का विशेष रूप से ऋणी हूँ कि उन्होंने अपना बेशकीमत समय देकर हर पंक्ति और हर शब्द को जाँचा-परखा है।

प्रामाणिक चिकित्सा विषयक लेखन का अभाव हिंदी में बहुत अर्से से खटकता रहा है, जबकि लोगों तक पहुँचने का सबसे सशक्त माध्यम मातृभाषा ही हो सकती है। इसी भावना से प्रेरित होकर सन् 1981 में मैंने हिंदी में लिखना शुरू किया। *हिन्दुस्तान रविवासरीय, साप्ताहिक हिन्दुस्तान, नवभारत टाइम्स, जनसत्ता, दिनमान, सरिता* और *गृहशोभा* ने इस बीच मुझे हमेशा बढ़ावा दिया। श्रीमती शीला झुनझुनवाला, श्री मनोहर श्याम जोशी, श्रीमती मृणाल पांडे, ब्रजनारायण अग्रवाल, मंगलेश डबराल, प्रयाग शुक्ल, परेश जी और सुधीर ढौंडियाल का जो प्रोत्साहन और सहयोग मुझे मिलता रहा है, उसे शब्द दे पाना मुश्किल है।

जहाँ तक इस कृति का संबंध है, यह एक ऐसी पुण्य आत्मा को नमन है, जो हृदय से मानवतावादी था; डॉक्टर था, पर उससे भी पहले सच्चा इंसान था; समाज के प्रति समर्पण और त्याग-भाव ही जिसका जीवन रहा; जिसने एक हाथ से जो पाया, दूसरे हाथ से बाँट दिया। उनका सामीप्य पा सका, यह मेरा सौभाग्य रहा।

यतीश अग्रवाल

सी-1/1584, वसंत कुंज
नई दिल्ली-110 070
ई-मेल : dryatish@yahoo.com

अनुक्रम

1

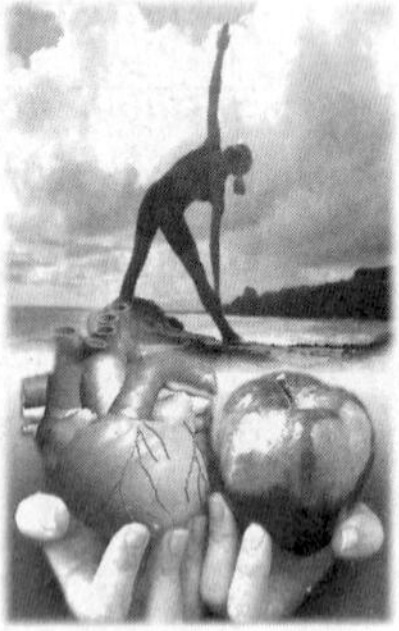

दिल की दुनिया

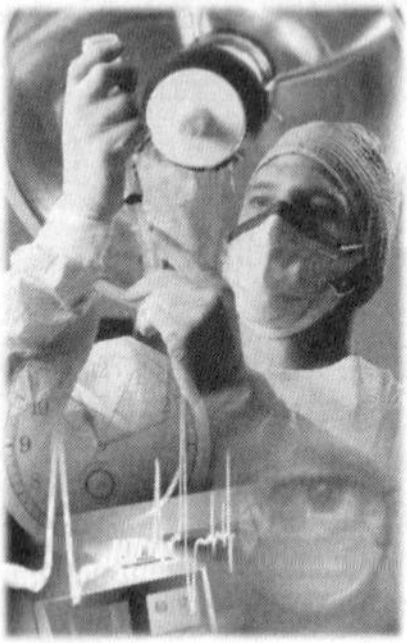

2

कोरोनरी हृदय रोग

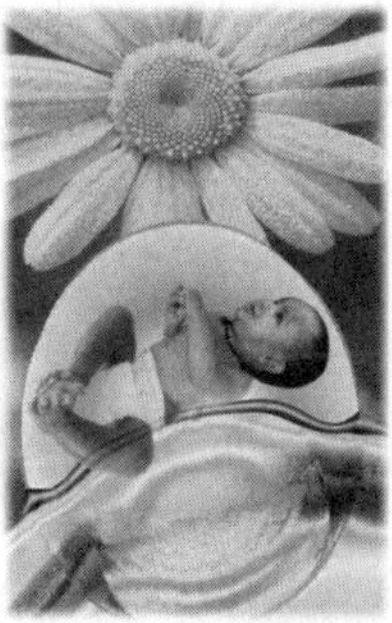

3

बचपन के और वाल्व-संबंधी रोग

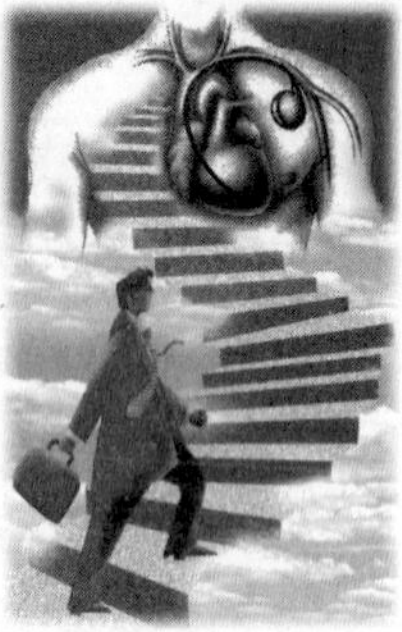

4

दिल की धड़कनें और पेसमेकर

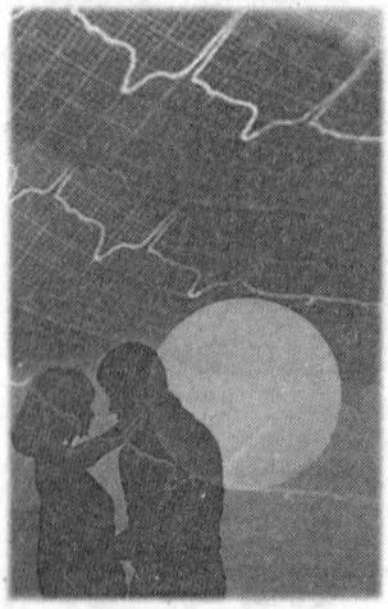

5

कामदेव और दिल

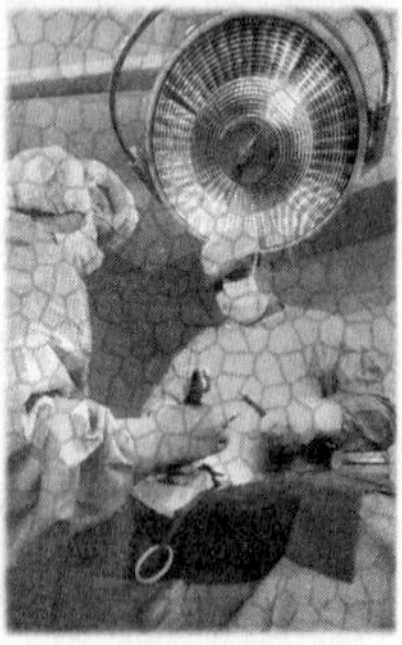

6

हृदय प्रत्यारोपण

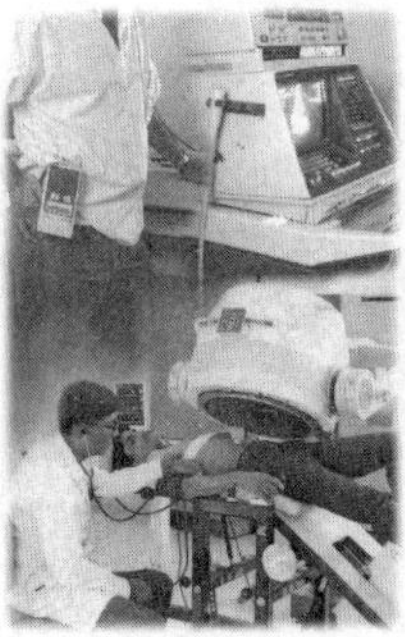

7

जाँच-परीक्षणों की दुनिया

परिशिष्ट

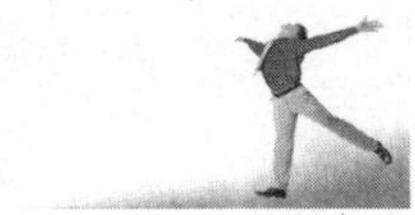

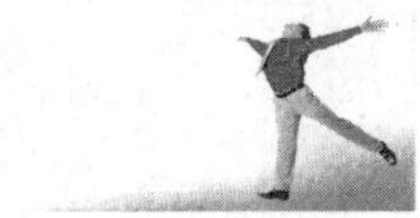

षडङ्गमङ्ग विज्ञानमिन्द्रियाण्यर्थपंचकम्।
आत्मा च सगुणश्चेतश्चिन्त्यं च हृदि संश्रितम् ॥ 3 ॥

छहों अंगों से युक्त हमारा शरीर, ज्ञान इन्द्रियाँ, आत्मा, मन और चिंतन हृदय पर ही आश्रित हैं।

—चरक संहिता
सूत्रस्थानम् त्रिंशत्तमो अध्याय

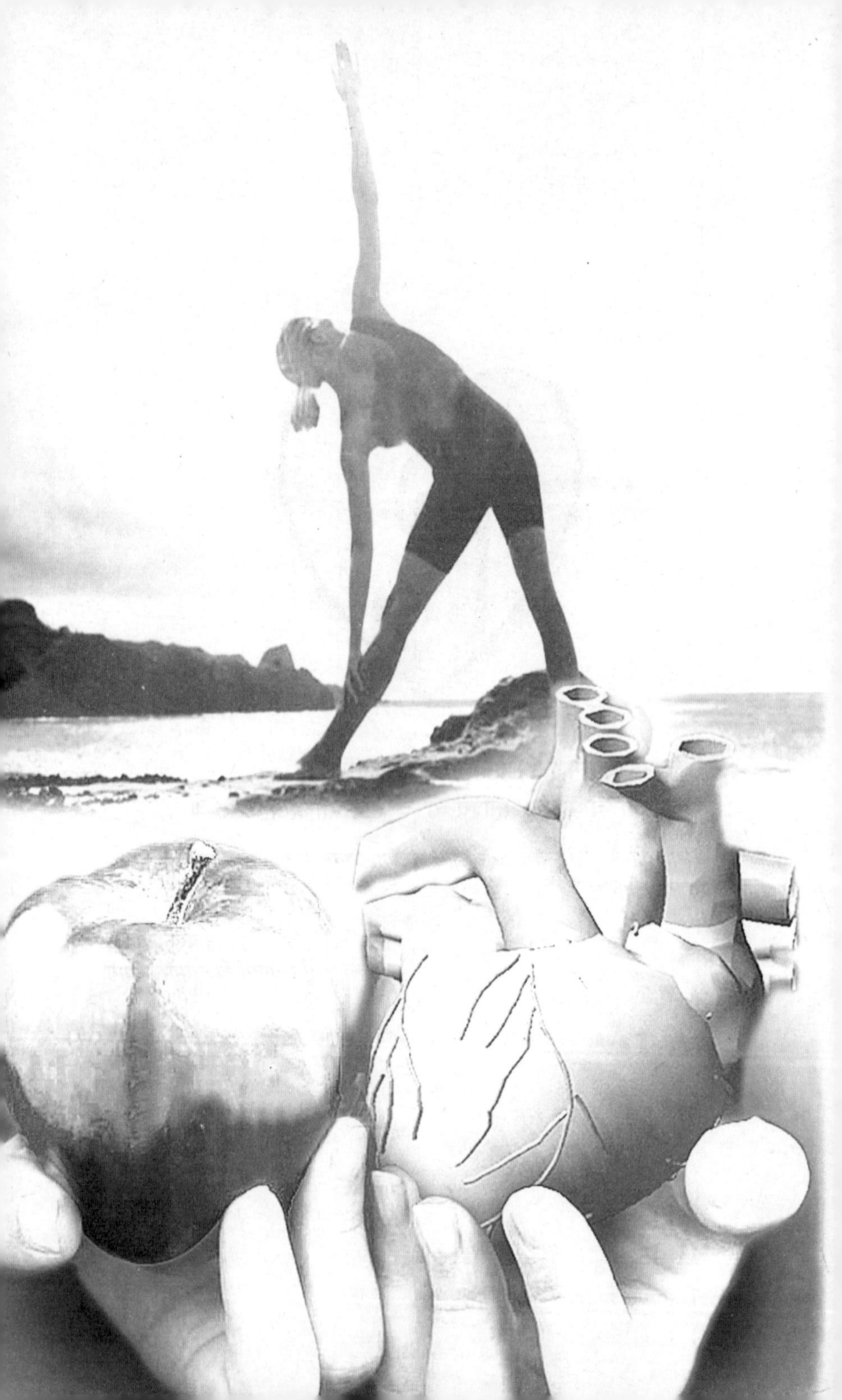

1

दिल की दुनिया

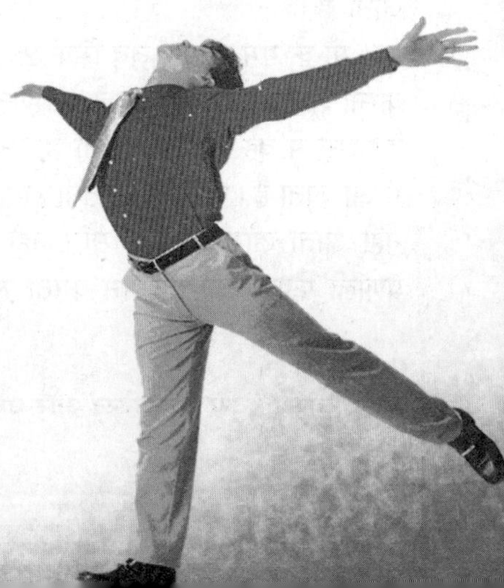

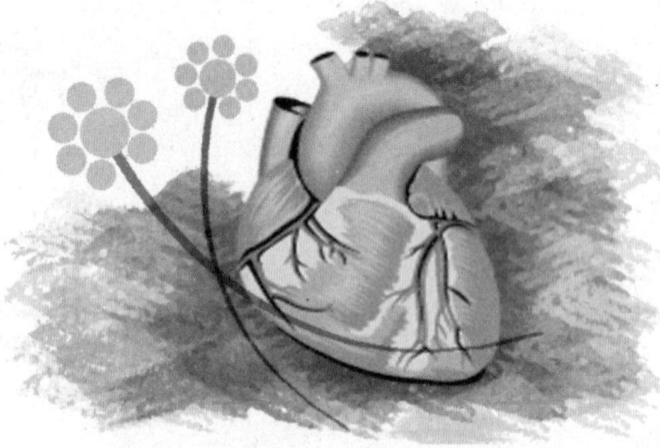

दिल की धड़कनों में बसा जीवन

छाती के मध्य और बाईं तरफ बसा तथा जीवन के हर पल का संचालन करता दिल कुदरत की अनमोल कृति है। सच कहूँ तो यही हमारे जीवन के क्रिया-कलापों का केंद्र है और उसी की धड़कनों में हमारे प्राण बसे हैं। उनसे ऊर्जित होकर ही रक्त हमारी धमनियों में दौड़ता है और शरीर को जीवन से भर देता है। दिल जरा देर के लिए भी अपना काम बंद कर दे तो हमारे जीवन की लौ ही बुझ जाती है।

माँ के गर्भ में भ्रूण जब सिर्फ 23 दिन का होता है तभी से नन्हा दिल काम करना शुरू कर देता है। पहले 12 हफ्तों में उसकी शक्ल-सूरत दिनोदिन बदलती है। शुरू में वह ट्यूबनुमा होता है, पर कुछ हफ्तों में ही यह अपने वयस्क रूप में आ जाता है। फर्क सिर्फ इतना होता है कि जब तक बच्चा माँ के पेट से बाहर नहीं आता और अपने से साँस नहीं लेने लगता, तब तक उसकी परिसंचारी प्रणाली फेफड़ों को बाईपास करती रहती है।

दो पंपों का अनमोल जोड़

आकार में मुट्ठी-भर बड़ा, वजन में 12 आउंस, लाल-भूरे रंग का वयस्क दिल देखने में उतना सुंदर नहीं जितना कि वह कवियों की असंख्य कल्पनाओं में दिखता है। शायरी में दिल का वर्णन चाहे जो भी हो वैज्ञानिक दृष्टि से वह महज चार सक्रिय खानों (चैंबर्स) का जोड़ है। इनसे ही उसके दो पंप बनते हैं। दायाँ पंप गंदे खून को साफ होने के लिए फेफड़ों में भेजता है, तो बायाँ पंप फेफड़ों से लौटे साफ खून को पूरे शरीर में पंप करता है।

हमें जीवित रखने के लिए दिल कड़ी मेहनत करता है। यह एक मिनट में औसतन 70-80 बार और एक दिन में लगभग एक लाख बार फैलता और सिकुड़ता है। उसके फैलने-सिकुड़ने से जो धड़कनें पैदा होती हैं, उनमें इतना जोर होता है कि हर मिनट पाँच लीटर खून हमारी धमनियों में पंप होता रहता है। वैसे यह तो हमारे दिल की सामान्य दिनचर्या है, जब-जब हम शारीरिक या मानसिक दबाव के दौर से गुजरते हैं, दिल को अपने काम की गति और भी तेज करनी पड़ती है ताकि शरीर के कामकाजी अंग बढ़ी हुई मात्रा में खून प्राप्त कर सकें। ऐसे कठिन समय में दिल प्रति मिनट 40 लीटर खून भी धमनियों में पंप कर सकता है।

यही स्वच्छ खून हमारे शरीर के हर अंग-प्रत्यंग, हर प्रणाली और हर छोटी से छोटी कोशिका का जीवन-आधार है। उसमें घुली-मिली ऑक्सीजन और ग्लूकोज ही कोशिकीय भट्टियों को जिंदा रखते हैं। उनमें जीवन की आँच इसी ईंधन से बनी रहती है और अपना काम करने की शक्ति भी उन्हें इसी से मिलती है।

दिल और कोरोनरी धमनियाँ

समूचे शरीर में खून की आवाजाही बनाए रखनेवाले दिल को अपने लिए भी ऊर्जा की जरूरत होती है। उसकी यह जरूरत पूरी करती हैं पेंसिल की गोलाई जितनी मोटी दो मुख्य कोरोनरी धमनियाँ और उनसे निकली छोटी-बड़ी बहुत-सी शाखाएँ। ये शाखाएँ दिल के हर हिस्से में फैली होती हैं और उसकी लचीली और शक्तिशाली पेशियों को ऑक्सीजन और ग्लूकोस पहुँचाती हैं।

कोरोनरी धमनियों की एक बड़ी खूबी यह भी है कि ये जरूरत के हिसाब से अपना व्यास बढ़ा सकती हैं। इससे उनके भीतर खून का दौरा बढ़ जाता है और दिल को ज्यादा खुराक मिलने लगती है। कोरोनरी धमनियों के इसी नायाब

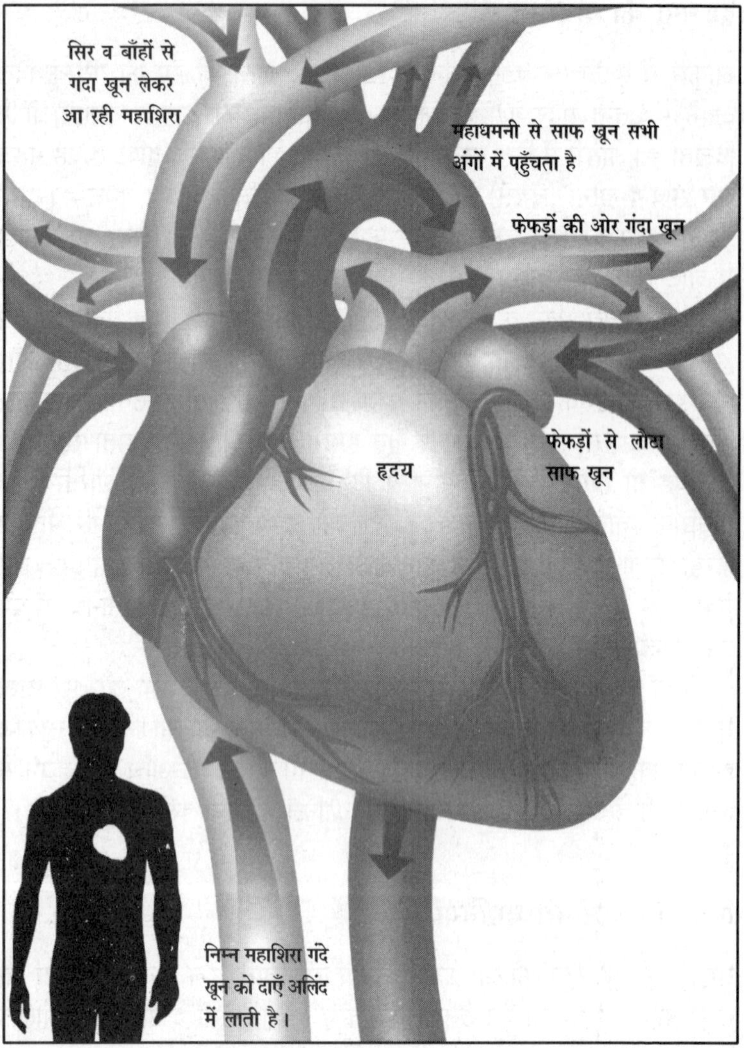

गुण के कारण ही दिल कड़ी शारीरिक मेहनत, मानसिक दबाव, आघात, गम या खुशी से पैदा हुई असहज उत्तेजक स्थितियों में बेखटके काम करता रहता है।

उम्र बढ़ने के साथ जैसा कि अक्सर होता ही है, कोरोनरी धमनियों का लचीलापन भी धीरे-धीरे कम होने लगता है। कई कारणों से उनकी गोलाकार दीवारों पर वसा की परतें जमने लगती हैं जिससे उनका भीतरी व्यास छोटा होता

जाता है और उनमें रक्त-प्रवाह पहले जैसा नहीं रहता। जाहिर है तब वे दिल को पूरी खुराक नहीं दे पातीं। नतीजतन दिल की पेशियों को ऑक्सीजन की कमी महसूस होती है। यही इस्कीमिया है। इसे ही तकनीकी तौर पर इस्कीमिक हार्ट डिजीज (आई.एच.डी.) या कोरोनरी धमनी रोग (कोरोनरी आर्टरी डिजीज) कहते हैं। इस रोग का एक आयाम ऐंजाइना है, तो दूसरा हार्ट अटैक यानी दिल का दौरा। इस जानलेवा रोग से बचाव के सिलसिले में सामुदायिक स्तर पर खान-पान, रहन-सहन और आचार-विचार के संतुलन पर अनेक वैज्ञानिक शोध हुए हैं। उनसे सीख लेकर हम अपने हृदय के स्वास्थ्य की रक्षा कर सकते हैं।

दिल की भीतरी रचना

मौटे तौर पर हमारा दिल चार खानों से बना हुआ है। लेकिन प्रकृति ने इसे जिस समझदारी से तराशा और सँवारा है, वह सचमुच अद्भुत है। इसके चारों खाने, उन तक खून लाने-ले जानेवाले रास्ते, तथा खानों पर लगे कपाट (वाल्व), सबकी इतनी परिपूर्ण रचना है कि खून की हर बूँद एक ही निश्चित दिशा में आगे बढ़ती है।

दिल के दाहिनी तरफ के ऊपरी खाने यानी दाएँ अलिंद में शरीर का गंदा खून दोनों महाशिराओं के रास्ते पहुँचता है। जब दायाँ अलिंद रक्त से भर जाता है तो इसका कपाट खुल जाता है और यह सिकुड़कर रक्त को दाहिनी ओर के निचले खाने यानी दाएँ निलय में भेज देता है। रक्त से पूरा भर जाने पर दाएँ निलय में सिकुड़न पैदा होती है, उसका कपाट खुल जाता है, और खून फुप्फुस धमनियों के द्वारा साफ होने के लिए फेफड़ों में पहुँच जाता है।

फेफड़ों में उपस्थित ऑक्सीजन से शुद्ध होकर खून, फुप्फुस शिराओं के जरिए वापस दिल के ऊपरी बाएँ खाने (बाएँ अलिंद) में पहुँच जाता है। जब यह अलिंद रक्त से भर जाता है तो इसमें भी सिकुड़न होती है, जिससे खून निचले बाएँ खाने में आ जाता है। यह बायाँ निलय शुद्ध खून को महाधमनी (आओटा) में पंप कर देता है। वहाँ से बड़ी धमनियाँ और उनकी सैकड़ों शाखाएँ और लाखों उपशाखाएँ खून को शरीर के कोने-कोने में पहुँचा देती हैं। अनुमान है कि वयस्क शरीर में फैला धमनियों का जाल 60,000 मील से भी लंबा होता है।

रक्त-संचार का यह चक्र हमारे शरीर में ताउम्र इसी तरह चलता रहता है।

खानों का रक्त से भरना और सिकुड़ना, उनमें लगे कपाट का खुलना-बंद होना, यह सारा कुछ इतने वैज्ञानिक और तालबद्ध तरीके से होता है कि प्रकृति के अद्‌भुत चमत्कार से प्रभावित हुए बिना नहीं रहा जाता।

दिल के वाल्व

दिल के चारों खानों के निकास-द्वार पर लगे कपाट एकतरफा खुलनेवाले वाल्व की तरह काम करते हैं। दिल का कोई खाना जब अपने भीतर का खून आगे भेजना चाहता है और सिकुड़न शुरू करता है, तब इस खाने के निकास पर लगा कपाट खुल जाता है। जैसे ही यह काम पूरा होता है और खून उस खाने से निकलकर आगे पहुँच जाता है, वैसे ही यह कपाट बंद हो जाता है ताकि खून वापस उसी खाने में न लौटे।

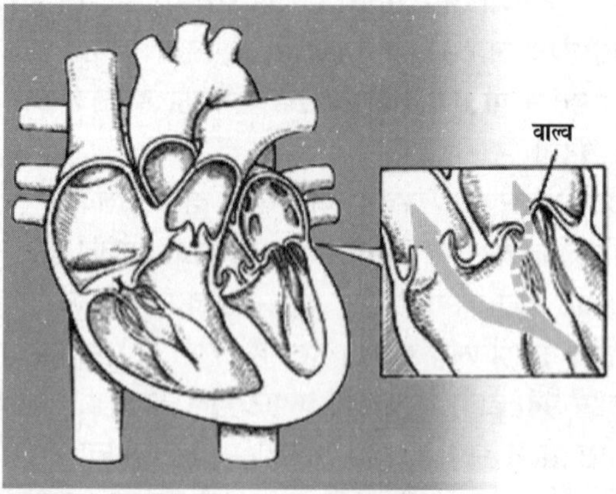

कुछ खास हालात में, खासतौर से रुमेटिक हृदय रोग में, दिल का एक या ज्यादा वाल्व ठीक से काम नहीं कर पाते। वाल्व में या तो सिकुड़न आ जाती है या फिर वह हर समय खुला रह जाता है। इससे शरीर में रक्त-संचार की पूरी व्यवस्था उलट-पुलट हो जाती है। दोनों ही स्थितियाँ खतरनाक हैं और दुर्भाग्य से आमफहम भी।

रुमेटिक हृदय रोग आज तीसरी दुनिया के देशों की प्रमुख दिल की बीमारी है। पश्चिमी देशों का अनुभव बताता है कि जैसे-जैसे किसी समाज का जीवन-स्तर ऊँचा उठा है, वैसे-वैसे यह रोग वहाँ से छँटता गया है। बेहतर

रहन-सहन, मजबूत आर्थिक स्थितियाँ, सुलभ चिकित्सा सुविधाएँ और स्वास्थ्य के प्रति आम आदमी की जागरूकता इसके रोकथाम से जुड़ी अनिवार्य शर्तें हैं।

गर्भकाल में और जन्म के बाद दिल

हमारे दिल और रक्त-संचार प्रणाली की बनावट में यह खूबी भी है कि माँ के गर्भ में नौ महीने रहकर बच्चा जब जन्म लेता है, तब बदली हुई नई स्थितियों से मेल रखते हुए उसकी रक्त-संचार प्रणाली में खुद-ब-खुद तब्दीलियाँ आ जाती हैं।

जिस समय बच्चा माँ के गर्भ में होता है, उस समय उसे ऑक्सीजन माँ से ही मिलती है। गर्भकाल में उसके फेफड़े काम नहीं करते और रक्त-संचार प्रणाली से लगभग कटे रहते हैं। लेकिन जन्म लेते ही पहली साँस के साथ उसके फेफड़े काम करना शुरू कर देते हैं। इसके साथ ही उनमें खून भी दौरा करने लगता है। इसी के साथ बच्चे की रक्त-संचार प्रणाली में कुछ रास्ते ऐसे भी होते हैं, जिनकी जन्म के बाद जरूरत नहीं रहती। वे खुद-ब-खुद बंद हो जाते हैं।

लेकिन कभी-कभी प्रकृति से भी भूल हो जाती है, किसी-किसी बच्चे के दिल में बनते समय ही कुछ कमियाँ रह जाती हैं, बनावट में कुछ उलट-फेर हो जाता है या जन्म के बाद जिन रास्तों को बंद हो जाना चाहिए वे खुले रह जाते हैं। इससे तरह-तरह के जन्मजात हृदय-विकार पैदा हो जाते हैं। सामुदायिक स्तर पर हुए व्यापक अध्ययनों से पता चला है कि 1000 में से 8-10 नवजात शिशु जन्मजात विकारों से पीड़ित होते हैं। इनमें से ज्यादातर समय से की गई सर्जरी द्वारा ठीक किए जा सकते हैं।

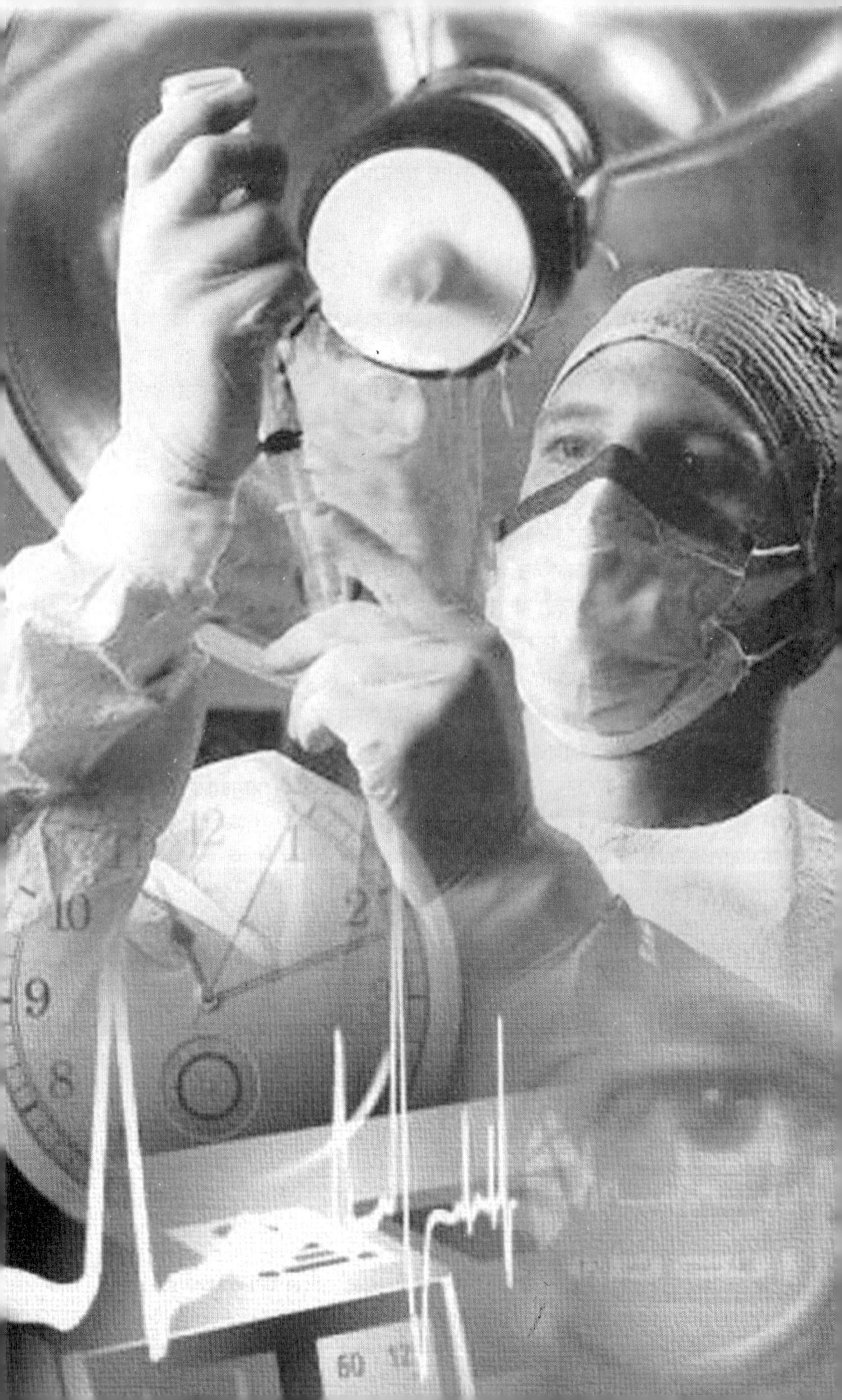

2

कोरोनरी हृदय रोग

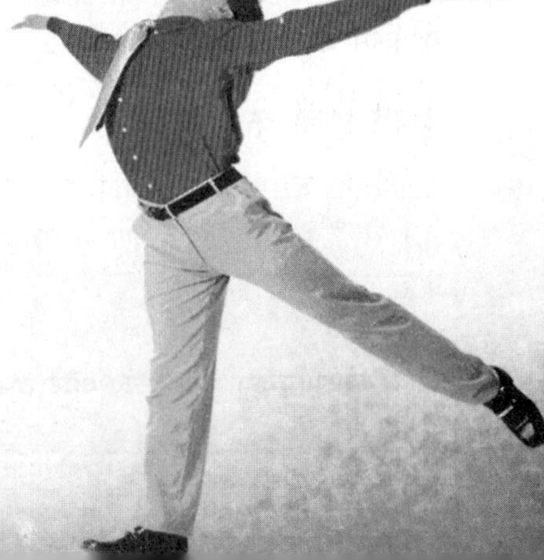

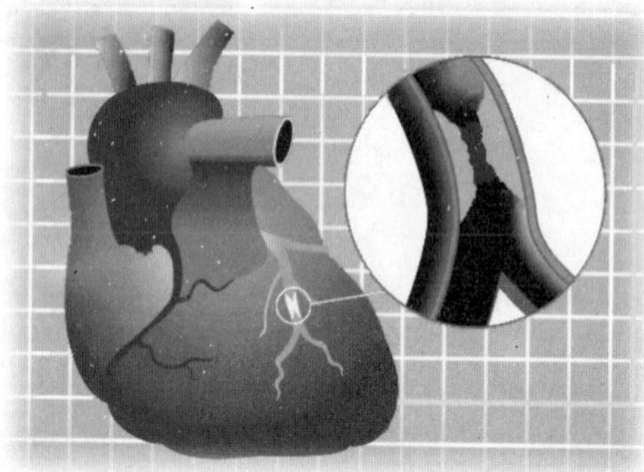

आफत धमनियों की

कोरोनरी हृदय रोग

दिल ही तो है न संगो-खिश्त*
दर्द से भर न आए क्यों
—मिर्जा गालिब

सच है कि दिल ईंट-पत्थर से नहीं बना, पर शायद यह उसके मिजाज में ही है कि वह खुद को दर्द में डुबोकर जिंदगी का सारा मजा दूसरों के नाम लिख देता है। देश के कुछ हिस्सों में जो अध्ययन हुए हैं, उनसे उभरती तस्वीर हमारे दिलों के लिए बहुत अच्छी नहीं है।

दुखते दिलों के आँकड़े

1990-99 के 10 वर्षों के आँकड़ों के मुताबिक 7.6 से 12.6 प्रतिशत शहरी और 3.1 से 7.4 प्रतिशत ग्रामीण भारतीय कोरोनरी हृदय रोग (CHD) से पीड़ित

* ईंट-पत्थर।

हैं। इससे भी बड़े कष्ट की बात यह है कि रोग का रुख बढ़त की तरफ है। अनुमान है कि अगर यही हाल रहा तो सन् 2020 तक भारत कोरोनरी धमनी हृदय रोग का सबसे बड़ा ठिकाना बन जाएगा। सचमुच इतनी बड़ी तादाद में हमारे पूर्वजों के दिल कभी नहीं दुखे।

दिल की इस बीमारी का उम्र से भी संबंध बदल रहा है। पहले यह अधेड़ों और प्रौढ़ों का रोग माना जाता था। अब यह कम उम्र में भी बड़े पैमाने पर हो रहा है। पुरुष 35 से 40 वर्ष की उम्र में ही इसके चंगुल में फँस रहे हैं। इस उम्र के बाद यह रोग और भी व्यापक है और 55 के बाद तो जैसे यह मौत का पर्याय ही बन गया है। जिसे सुनो, उसे यह रोग है।

पुरुषों की बनिस्बत स्त्रियाँ अधिक खुशकिस्मत हैं, उन्हें यह रोग कम होता है। लेकिन कुदरत की तरफ से यह छूट सिर्फ रजोनिवृत्ति तक ही सीमित है। फिर शरीर में हॉर्मोनल स्तर बदलने के साथ यह रोग महिलाओं में भी आम हो जाता है।

पश्चिम के चिकित्सा साहित्य में इसे 20वीं सदी का रोग कहा गया है। यूरोप और अमेरिका में 1930 और 1940 के दशकों से ही यह रोग व्यापक हुआ। लेकिन भारतीय चिकित्सा के संस्कृत ग्रंथों में इसका उल्लेख चरक और सुश्रुत के समय से ही देखा जा सकता है। महावैद्य चरक ने तो इस रोग के कारणों की व्याख्या भी की है :

अत्यादानं गुरुस्निग्धमचिन्तनमचेष्टनम्।
निद्रासुखं चाप्यधिकं कफहृद्रोगकारणम् ॥33॥

—चरक संहिता, सूत्रस्थानम् 17.33

(भरपेट से ज्यादा, गरिष्ठ व वसायुक्त भोजन करना, अधिक चिंताएँ पालना, एक ही जगह बैठे-बैठे समय बिताना और नींदप्रिय होना कफ को उभारते हैं और दिल की बीमारी पैदा करते हैं।)

इन तथ्यों की सत्यता आधुनिक अध्ययनों द्वारा भी स्थापित हो चुकी है। स्पष्ट है कि न सिर्फ रोग बहुत पुराना है, बल्कि हिंदुस्तान के प्राचीन चिकित्सकों ने सैकड़ों वर्ष पूर्व ही इसके कई महत्त्वपूर्ण पहलू जान लिये थे। रोग से अचानक मौतें पहले भी होती थीं, चाहे उन्हें जो भी नाम दे दिया जाता था।

लेकिन यह सच है कि रोग व्यापक तौर पर महामारी के रूप में 20वीं सदी

से ही फैला है। इस यांत्रिक और उपभोक्ता युग ने जहाँ हमें कुछ सुख-सुविधाएँ प्रदान की हैं, वहीं हमारे जीने के तौर-तरीके भी बदल डाले हैं। मेहनत-मशक्कत के मौके घटते चले गए हैं। खान-पान संतुलित नहीं रहा। मानसिक पीड़ा और असंतोष के अनचाहे अवसर भी बढ़ चले हैं। समूचे आर्थिक-सामाजिक ढाँचे और आपसी मानवीय रिश्तों में भी घातक परिवर्तन आए हैं। ये परिवर्तन हमारे सरल-कोमल दिल को काफी दुखा रहे हैं। हृदय रोग आम हो गया है। न सिर्फ अमीरों में ही, बल्कि गरीब और मध्यमवर्गीय तबकों में भी यह रोग बड़ी तादाद में हो रहा है।

पश्चिमी देशों ने इस बढ़ते खतरे को सबसे पहले पहचाना। वहाँ यह रोग बड़े स्तर पर शोध का विषय बन गया। इससे ही यह साबित हुआ कि सामाजिक तौर-तरीकों का रोग से गहरा ताल्लुक है। हम अपनी कुछ आदतों को बदल लें, तो रोग से साफ बच सकते हैं। संयुक्त राज्य अमेरिका में 1970 के दशक से रोग पर काबू पाने का जैसे जन आंदोलन ही छिड़ गया। लोगों में यह जागृति आ गई कि रोग से बचने के लिए जीवन-पद्धति में क्या-क्या परिवर्तन जरूरी हैं। धूम्रपान के खिलाफ लगी पाबंदियाँ, शाकाहार के प्रति बढ़ता रुझान, मन को सुकून देने की तमाम कोशिशें तथा तंदुरुस्ती के लिए व्यायाम और जौगिंग पर जोर इसी कोशिश के हिस्से हैं। इनके सुखद परिणाम भी वहाँ प्राप्त हुए। कोरोनरी धमनी रोग से होनेवाली मौतों में वहाँ बड़ी कमी आई है। लेकिन भारत जैसे सभी उन्नतिशील देशों में रोग का रुख अभी भी बढ़त की तरफ है।

इस्कीमिया के दो प्रमुख कारण

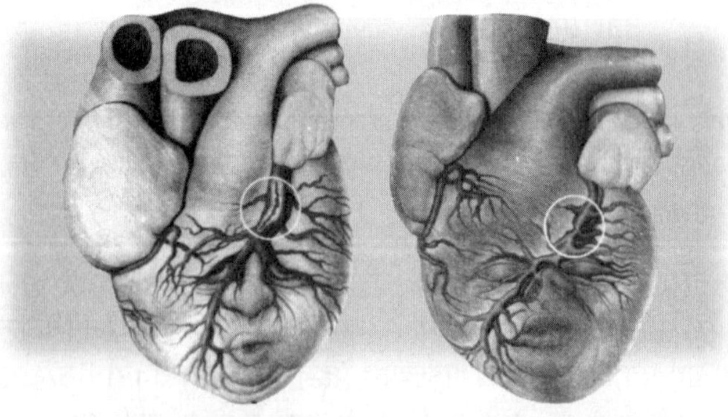

1. चर्बी जमने से सँकरी हुई कोरोनरी धमनी

2. किसी कोरोनरी धमनी में आया अस्थायी संकुचन

कोरोनरी रोग : क्यों और कैसे

वैज्ञानिक खोजों से साबित हो चुका है कि 90 फीसदी मरीजों में यह रोग कोरोनरी धमनियों के भीतरी व्यास के संकुचित होने से पैदा होता है। धमनियों में चर्बी की परतें जमने से यह संकुचन आता है। वसा जमने से वे अपना लचीलापन गँवा बैठती हैं और सख्त हो जाती हैं। यही प्रक्रिया एथिरोस्क्लेरोसिस है जिसके बाद धमनियों में हृदय-पेशियों को समुचित पोषण देने की क्षमता नहीं बचती। इसी से ऐंजाइना और दिल के दौरे का संकट उभरता है। यही इस्कीमिक हृदय रोग (आई.एच.डी.) है।

धमनियों में वसा का जमना बढ़ती उम्र की स्वाभाविक प्रक्रिया है। कुछ-कुछ वैसे ही, जैसे एक उम्र के बाद त्वचा से उसका लावण्य छिन जाता है, बालों से उनकी रंगत, और आँखों में लगे कुदरती लेंस मोतिया उतरने के कारण धुँधले हो जाते हैं। यह तो रहा उम्र का खेल। लेकिन कुछ लोगों में ये प्रक्रियाएँ उम्र से पहले ही हो जाती हैं। इसी से संकट आता है।

कोरोनरी धमनियाँ क्यों और कैसे सँकरी हो उठती हैं, चिकित्सा वैज्ञानिक लगातार इस रहस्य की कलई खोलने में जुटे हुए हैं। मौजूदा ज्ञान के मुताबिक खून में कोलेस्टेरॉल की अधिकता, धूम्रपान, उच्च रक्तचाप, डायबिटीज और रक्तसंबंधियों में रोग का होना—कोरोनरी धमनी रोग का जोखिम बढ़ानेवाले पाँच प्रमुख तत्त्व हैं। इनकी मौजूदगी में रोग होने की आशंका बढ़ती है, लेकिन यह जरूरी नहीं कि इनके होते हुए रोग हो ही। इसीलिए इन्हें रिस्क फैक्टर्स यानी जोखिमकारक तत्त्व भी कहा गया है।

कोरोनरी धमनी रोग का दूसरा बड़ा कारण धमनी में अचानक अस्थायी संकुचन आना है। लेकिन इस वर्ग के भी तीन-चौथाई मरीजों में पहले से धमनी में सँकरापन होता है, जिस पर संकुचन आग पर घी का-सा काम करता है। यह प्रिंजमेटल ऐंजाइना अचानक ही, आराम करते हुए या सोते हुए भी, सीने में दर्द पैदा कर देता है।

कोलेस्टेरॉल और हृदय

कोलेस्टेरॉल और हृदय रोग का संबंध सबसे पुख्ता है। अनेक अध्ययन इसकी पुष्टि करते हैं। लेकिन कोलेस्टेरॉल खुद में बुरा नहीं है। वह हमारे बहुत से काम भी आता है। हमारे शरीर का निर्माण करने वाली कोशिकाओं की झिल्लियाँ,

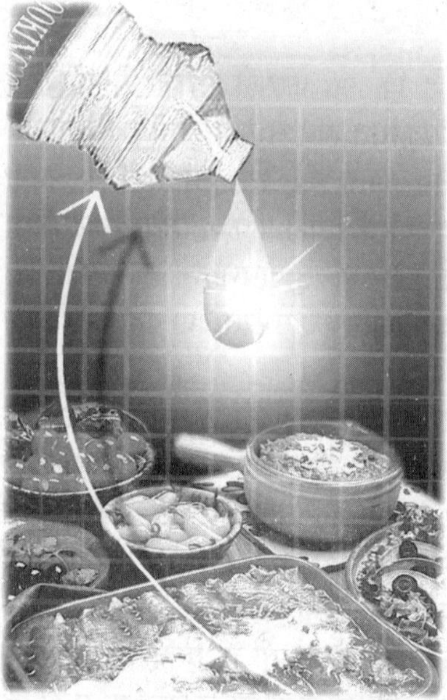

पुरुषत्व और नारीत्व संबंधी हार्मोन और तंत्रिकाओं का आवरण उसके बिना नहीं बन सकते। हमारा शरीर इसीलिए न सिर्फ उसे खान-पान की चीजों से जज्ब करता है, बल्कि बनाता भी है। सच तो यह है कि कुल कोलेस्टेरॉल का 80 प्रतिशत अंश हमारे जिगर में ही बनता है।

अपनी रासायनिक संरचना के कारण कोलेस्टेरॉल रक्त में अघुलनशील है, इसीलिए यह लाइपो-प्रोटीन्स में बदल जाता है। यह एक तरह का जैव-रासायनिक गठबंधन है, जिसके नाते वह इधर-उधर आ-जा सकता है।

लाइपो-प्रोटीन्स की कई किस्में हैं। रासायनिक बनावट और गुणों के हिसाब से उन्हें कायलो-माइक्रोन्स, अति निम्न घनत्व लाइपो-प्रोटीन्स (वी.एल.डी.एल.), निम्न घनत्व लाइपो-प्रोटीन्स (एल.डी.एल.) और उच्च घनत्व लाइपो-प्रोटीन्स (एच.डी.एल.) में वर्गीकृत किया गया है। इनमें एल.डी.एल. सबसे प्रमुख है। हमारे रक्त का 60 से 70 प्रतिशत कोलेस्टेरॉल इसी में बसता है। 20 से 30 प्रतिशत रक्त कोलेस्टेरॉल का स्वामी एच.डी.एल. है। दोनों का हृदय रोग से गहरा किंतु अलग-अलग संबंध है। एल.डी.एल. हानिकारक है, जबकि एच.डी.एल. बचावकारी है। इसीलिए कुल रक्त कोलेस्टेरॉल को जान लेना ही काफी नहीं है। सही स्थिति जानने के लिए लाइपिड प्रोफाइल टेस्ट ही कराना ठीक है। इसमें लाइपो-प्रोटीन्स का हरेक अंश मापा जाता है। हृदय को स्वस्थ रखने के लिए जरूरी है कि ऐसे उपाय करें कि एच.डी.एल. तो बढ़ जाए, लेकिन एल.डी.एल. घट जाए। इन उपायों के बारे में हम अगले अध्याय में विस्तार से चर्चा करेंगे।

उचित यह है कि कुल रक्त कोलेस्टेरॉल को कम से कम रखा जाए; यह दिल की सेहत के लिए फायदेमंद है। पहले यह माना जाता था कि कोलेस्टेरॉल 250 मिलीग्राम प्रतिशत तक बना रहे, तो ठीक है। पर नई सोच के मुताबिक खून

में कोलेस्टेरॉल जितना कम हो, हृदय के लिए उतना ही अच्छा है। इसकी मात्रा 200 मिलीग्राम प्रतिशत से कम रहे तो यह स्वास्थ्य की दृष्टि से उत्तम है।

कोलेस्टेरॉल का गणित

कोलेस्टेरॉल के विभिन्न घटक किन सीमाओं में होने चाहिए, यह सवाल अक्सर ही मन में उठता है। यहाँ आपकी सुविधा के लिए कोलेस्टेरॉल के प्रमुख घटक और ट्राइग्लिसराइड्स का वांछनीय स्तर, सामान्य और असामान्य के बीच का सीमास्पर्शी स्तर और अवांछनीय स्तर की सीमाएँ प्रस्तुत हैं। यह सीमाएँ उन लोगों के लिए हैं, जो स्वस्थ हैं। हृदय रोग होने पर इनमें थोड़ी और कटौती की जरूरत होती है।

वसा का रूप	वांछनीय स्तर (mg/dl)	सीमास्पर्शी स्तर (mg/dl)	अवांछनीय स्तर (mg/dl)
कुल कोलेस्टेरॉल	200 से कम	200-239	240 और इससे ऊपर
एल.डी.एल. कोलेस्टेरॉल	130 से कम	130-159	160 और इससे ऊपर
एच.डी.एल. कोलेस्टेरॉल	45 से ऊपर	40-45	40 से कम
ट्राइग्लिसराइड्स	150 से कम	150-199	200 से ऊपर

धूम्रपान और हृदय

हृदय रोग से धूम्रपान का संबंध तो सुपरिचित है ही। तंबाकू के धुएँ से 4000 से ज्यादा हानिकारक पदार्थों की जानकारी अब तक मिल चुकी है। हरेक के अपने-अपने दुष्प्रभाव हैं। संक्षेप में कहें तो तंबाकू से हृदय-गति और रक्तचाप तो बढ़ते ही हैं, साथ ही रक्त-संचार प्रणाली में गतिरोध भी बढ़ जाता है। रक्त की ऑक्सीजन-वाहन क्षमता घटती है और कोरोनरी धमनियों में खून का दौरा कम हो जाता है। यानी एक तरफ तो दिल की ऑक्सीजन की जरूरत बढ़ती है, दूसरी तरफ दिल तक पहुँचनेवाली कुल ऑक्सीजन की मात्रा घट जाती है। दिल के साथ इससे बड़ी नाइंसाफी क्या होगी भला !

बात यहीं खत्म नहीं हो जाती। दुष्प्रभाव खून के विभिन्न तत्त्वों पर भी दिखता है। इन दुष्परिवर्तनों से रक्तकणों के थक्के बनने की आशंका बढ़ जाती

है। यह एक अलग संकट है। उसका असर शरीर के मेटाबॉलिज्म पर भी पड़ता है। खून में हानिकारक कोलेस्टेरॉल की मात्रा बढ़ती है और बचावकारी एच.डी.एल. कम होता है। लेकिन इतना कुछ करने के बाद भी तंबाकू के धुएँ को चैन कहाँ ! वह एड्रिनल ग्रंथि और शरीर की जैव प्रणाली में भी आग लगाता है। एड्रिनलिन के बनने से हृदय की गति तो बढ़ती ही है, तालबद्धता टूटने का भी जोखिम रहता है। इसीलिए अचानक दिल का दौरा पड़ने और मौत हो जाने के मामले धूम्रपान करनेवालों में आम होते हैं।

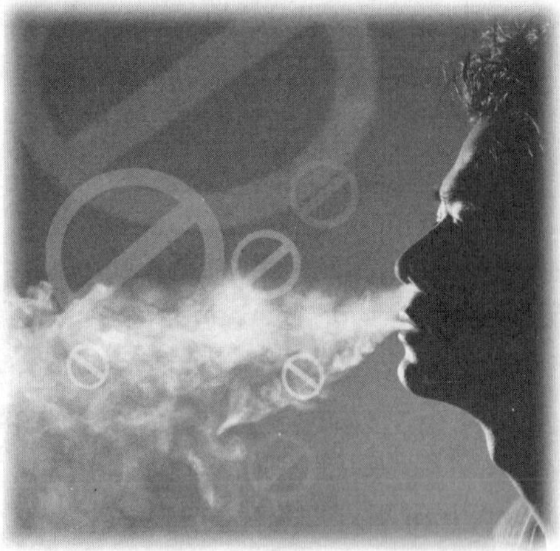

कई अध्ययनों में धूम्रपान के कुछ दिलचस्प आँकड़े भी देखने में आए हैं। धूम्रपान न करनेवालों की तुलना में रोजाना 20 सिगरेट पीनेवालों में हृदयरोग की दर तीन से पाँच गुना आँकी गई है। सिगरेट की बजाय बीड़ी पीना भी इतना ही नुकसानदेह है। सिर्फ सिगार या पाइप पीनेवालों में जोखिम कुछ कम इसलिए रहता है कि शरीर में निकोटिन कम मात्रा में पहुँच पाता है। पर इस मुगालते में बिल्कुल न रहें कि फिल्टरवाली सिगरेट पीने से नुकसान कम होता है। कौन कितनी सिगरेटें पीता है, जोखिम का उससे सीधा संबंध है। धूम्रपान के साथ गर्भनिरोधक गोलियाँ लेते रहने से औरतों में जोखिम और बढ़ जाता है।

रक्तचाप और हृदय

रक्तचाप के बढ़े रहने से भी हृदय रोग की आशंका बढ़ती है। आपने देखा ही होगा कि डॉक्टर रक्तचाप को दो संख्याओं में दर्शाते हैं। बड़ी संख्या दिल के सिकुड़ने के वक्त का रक्तचाप (सिस्टौलिक ब्लड प्रेशर) दर्शाती है और छोटी संख्या दिल के सुस्ताने के समय का रक्तचाप (डायास्टौलिक ब्लड प्रेशर) इंगित करती है। इनमें से एक भी रक्तचाप के बढ़े रहने से धमनियों में वसा जमने की

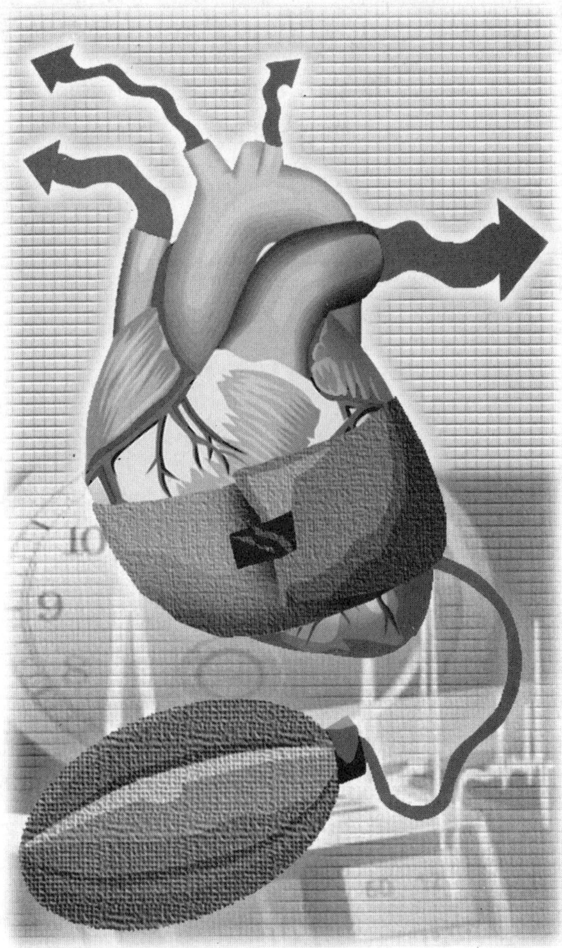

क्रिया तेज हो जाती है। साथ ही, बढ़े हुए रक्तचाप से जूझते हुए दिल की पेशियों के आकार में जो वृद्धि होती है, उससे दिल को ऑक्सीजन की जरूरत बढ़ जाती है। यह दोहरा संकट ही उच्च रक्तचाप के मरीज को हृदय रोगी बनाता है। रक्तचाप जितना ज्यादा होता है, संकट उतना ही बढ़ जाता है। यह जोखिम मिटाने के लिए सिस्टौलिक ब्लड प्रेशर 130 से कम और डायास्टौलिक ब्लड प्रेशर 85 से कम रखना जरूरी है।

वयस्कों में रक्तचाप : सामान्य-असामान्य सीमाएँ		
अवस्था	सिस्टौलिक रक्तचाप (मिलीमीटर मरक्यूरी)	डायास्टौलिक रक्तचाप (मिलीमीटर मरक्यूरी)
अनुकूल	120	80
सामान्य	130 से कम	85 से कम
उच्च सामान्य	130-139	85-89
उच्च रक्तचाप		
पहली अवस्था	140-159	90-99
दूसरी अवस्था	160-179	100-109
तीसरी अवस्था	180 या अधिक	110 या अधिक

डायबिटीज और हृदय

मधुमेहियों में भी वसीय-रासायनिकी उलट-पुलट हो जाती है और धमनियों में वसा का जमना ज्यादा तेज हो जाता है। इसीलिए उनमें कोरोनरी धमनी रोग का जोखिम ज्यादा होता है। मधुमेही महिलाओं में यह खतरा दुगुना, तो मधुमेही पुरुषों में डेढ़ गुना आँका गया है। जो मधुमेही उच्च रक्तचाप से भी पीड़ित होते हैं, या धूम्रपान करते हैं, उनमें खतरा कई गुना और बढ़ जाता है। इस संकट को घटाने के लिए एक तरफ जहाँ रक्त ग्लूकोज और कोलेस्टेरॉल पर काबू रखना जरूरी है, वहीं हृदय रोग को दावत देनेवाले अन्य जोखिमों से भी बचना जरूरी है।

आनुवंशिकी और रोग

रोग की उपज में वंश की भूमिका भी महत्त्वपूर्ण मानी गई है। अगर माता-पिता, दादा-दादी, नाना-नानी या सगे भाई-बहनों में यह रोग हो, तो जोखिम निश्चित तौर पर बढ़ जाता है। इसका यह मायने कतई नहीं कि परिवार में पहले बीमारी न हुई हो तो आगे भी नहीं होगी और न यह कि बीमारी होने पर अगली सभी

पीढ़ियाँ रोग से अवश्य पीड़ित होंगी। यह तो सिर्फ एक चेतावनी है कि परिवार में पहले से किसी को अगर रोग है, तो शुरू से ही रोग के प्रति सतर्क रहें।

मोटापा और दिल

मोटापा सेहत का दुश्मन है। उससे तरह-तरह के रोग लग जाते हैं। रक्तदाब बढ़ने का खतरा रहता है, डायबिटीज हो सकती है, खून में कोलेस्टेरॉल और ट्राइग्लिसराइड्स की मात्रा सामान्य रूप से बढ़ जाती है। यह सभी स्थितियाँ दिल के लिए नुकसानदेह साबित होती हैं, किंतु इसके साथ-साथ दिल पर बोझ भी बढ़ जाता है और उसके बाएँ निलय की पेशियों में भी वृद्धि हो जाती है। नतीजतन दिल संकट में आ जाता है और किसी भी समय जवाब दे सकता है।

जिन लोगों की तोंद निकली होती है, उनमें कोरोनरी धमनी रोग की दर अधिक आँकी गई है। इतना ही नहीं दिल का दौरा पड़ने पर उनमें मौत होने की आशंका भी दूसरों की तुलना में अधिक होती है।

शारीरिक निष्क्रियता के नुकसान

वैज्ञानिक उपकरणों और आधुनिक सुख-साधनों ने हमारा जीवन इतना आसान बना दिया है कि हमारे सभी कार्य बैठे-बैठे हो जाते हैं। रिमोट कंट्रोल से बटन दबाइए और उपकरण चला लीजिए, लिफ्ट में बैठिए और किसी भी मंजिल पर पहुँच जाइए, कार-स्कूटर निकालिए और झटपट गंतव्य पर पहुँच जाइए।

जिस तरह से तकनीकी उपकरणों में प्रगति और प्रसार हो रहा है, लगता तो यही है कि चलने-फिरने और शरीर को हिलाने-डुलाने के जो सीमित अवसर शेष बचे हैं, उनमें भी और कमी आती जाएगी। इंटरनेट की मदद से घर से ही दफ्तर चलाया जा सकेगा और घर बैठे ही खरीदारी भी की जा सकेगी।

यह ठीक है कि इससे हम समय की बचत कर पा रहे हैं, लेकिन यह शारीरिक निष्क्रियता हमारे स्वास्थ्य के लिए हर दृष्टि से नुकसानदेह है। इस गतिहीनता के फलस्वरूप हमारे बीच उच्च रक्तचाप, डायबिटीज और मोटापे की दर बढ़ रही है और साथ ही कोरोनरी धमनी रोग को भी बढ़ावा मिल रहा है।

कंप्यूटर युग की यह ऐशो-आराम की जिंदगी चाहे हमारे मन को कितनी ही प्रिय लगे, लेकिन यह हमारे शारीरिक स्वास्थ्य के लिए रोगकारी ही है।

कुछ अन्य जोखिमकारी तत्त्व

कई लोगों में उपरोक्त सभी जोखिमकारी तत्त्व मौजूद नहीं होते, फिर भी उन्हें कोरोनरी धमनी रोग हो जाता है। इस पहेली को सुलझाने की कोशिश में जुटे अध्ययनकर्त्ताओं ने कुछ अन्य ऐसे तत्त्वों की भी पहचान की है जिनसे यह रोग जुड़ा हो सकता है। कुछ वैज्ञानिकों का यह भी मानना है कि अलग-अलग व्यक्ति में रोग उपजने के लिए अलग-अलग तत्त्व भी दोषी हो सकते हैं। नए शोध से जिन तत्त्वों पर उँगली उठी है, वे इस प्रकार हैं–

सिन्ड्रॉम-एक्स

हाल के वर्षों में भारतीय मूल के लोगों में एक नए संलक्षण का पता चला है, जिसमें शरीर में इंसुलिन की मात्रा बढ़ी हुई होती है, मोटापे के कारण पेट निकला हुआ होता है, खून में ट्राइग्लिसराइड की मात्रा अधिक होती है, रक्तचाप भी बढ़ा होता है, किसी-किसी को डायबिटीज भी होती है और इन सब असामान्यताओं के साथ कोरोनरी धमनियों का रोग होता है। इस संलक्षण को सिन्ड्रॉम-एक्स का नाम दिया गया है और समझा जा रहा है कि यह आनुवंशिक कारण से प्रेरित विकार है।

ट्राइग्लिसराइड्स और हृदयरोग

शरीर में चर्बी कोलेस्टेरॉल के साथ-साथ ट्राइग्लिसराइड्स के रूप में भी संचित रहती है। हम यदि जरूरत से ज्यादा खाएँ और हमारे आहार में कार्बोहाइड्रेट बहुतायत में हों, तो हमारे खून में ट्राइग्लिसराइड्स की मात्रा बढ़ जाती है। डायाबिटीज होने पर भी यह जैव रसायनिक असंतुलन पैदा हो सकता है।

ट्राइग्लिसराइड्स की यही वृद्धि कोरोनरी धमनियों में सँकरापन पैदा कर सकती है। अध्ययनों में इस तथ्य की पुष्टि हुई है कि भारतीय उपमहाद्वीप के लोगों में कम उम्र में कोरोनरी धमनी रोग होने के पीछे हाइपरट्राइग्लिसराइडिमिया दोषी हो सकता है।

लाइपोप्रोटीन (ए) की भूमिका

खून में लाइपोप्रोटीन (ए) का बढ़ना भी दिल के लिए रोगकारी हो सकता है। इससे खून में रक्त कणों का थक्का बनने की स्थितियाँ बन जाती हैं और कोरोनरी धमनी में रक्त का प्रवाह रुक सकता है। नवीन अध्ययनों के मुताबिक भारतीय मूल के लोगों में कोरोनरी धमनी रोग की उपज में यह जैव-रासायनिक असामान्यता महत्त्वपूर्ण भूमिका निभा सकती है।

मनोसामाजिक कारण

भारतीय दर्शन में मन के महत्त्व को सदा से रेखांकित किया गया है। क्रोध, ईर्ष्या, द्वेष, दुश्चिंता, उच्चाकांक्षा जीवन को पतन की ओर ले जाते हैं और प्राणहारी

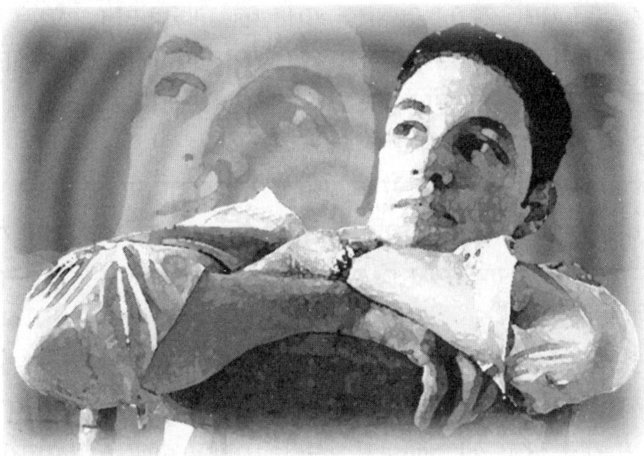

हैं। अकेलापन और अवसाद भी स्वास्थ्य पर बुरा असर डालते हैं। अब इन मनोसामाजिक तनावों के शरीर पर पड़ने वाले नुकसानदेह दुष्प्रभावों को आधुनिक विज्ञान भी ठीक से समझ रहा है। अध्ययनों के मुताबिक मन को स्वस्थ और प्रसन्न रखने से तथा इन प्राणहारी स्थितियों से स्वयं को बचाकर रखने से हृदय स्वस्थ रह सकता है। जबकि मन के कुपित रहने से परिस्थितियाँ हृदय रोग के अनुकूल बन जाती हैं और दिल की लय भंग होने की भी सदा आशंका बनी रहती है।

नई कड़ियों की तलाश

तरह-तरह के नए-पुराने रोगकारी तत्त्वों की खोज के बावजूद अभी भी कोरोनरी धमनियों के सँकरे पड़ने का राज खुलकर पूरी तरह सामने नहीं आया है। इसीलिए नित्य नई-नई अटकलें भी लगाई जाती हैं और पत्र-पत्रिकाओं में तरह-तरह के सिद्धांत भी प्रकाशित होते रहते हैं जिन्हें पढ़कर कभी चिंता, कभी आश्चर्य का बोध होता है तो कभी वे इतने हास्यास्पद होते हैं कि हँसी ही छूट पड़ती है।

हाल के वर्षों में कुछ अध्ययनकर्त्ताओं ने कोरोनरी धमनी रोग को *क्लेमाइडिया न्यूमोनी* बैक्टीरिया के संक्रमण से बीजा गया रोग होने की संभावना भी प्रस्तुत की है। कुछ सालों से फ्री-रेडिकल्स का सिद्धांत भी दिलचस्पी का केंद्र बना हुआ है। इसके मुताबिक एल.डी.एल. कोलेस्टेरॉल की बहुतायत में उपजे फ्री-रेडिकल धमनियों में एक तरफ जहाँ संकुचन लाते हैं और रक्त कणों का चिपचिपापन बढ़ाते हैं, वहीं धमनियों की आंतरिक सतह को भी नुकसान पहुँचाते हैं। हम अपने भोजन में ताजा फलों और सब्जियों से पर्याप्त मात्रा में विटामिन-सी, विटामिन-ई तथा दूसरे नैसर्गिक ऐंटिऑक्सीडेंट ग्रहण करते रहें, तो इस जोखिम से साफ बच सकते हैं।

ताजा अध्ययनों में शरीर में विटामिन बी$_6$, विटामिन बी$_{12}$ और फोलिक एसिड की कमी से हुई होमोसिस्टिन की असामान्य वृद्धि को भी रोगकारी बताया गया है। पर यह संबंध कितना संजीदा है, इसकी पुष्टि अभी तक नहीं हो सकी है।

कई साल पहले भौगोलिक परिस्थितियों और हृदय रोग के बीच भी पारस्परिक संबंध होने की बात कही गई थी। अध्ययनों के अनुसार मैदानी इलाकों में रहने वालों की तुलना में पहाड़ों पर रहने वालों में कोरोनरी धमनी रोग कम होता है। स्थानीय जलवायु और किसी स्थान का पेयजल किस प्रकार का है, इन तथ्यों से भी रोग की दर पर असर पड़ता देखा गया है। भयंकर गर्मी और भीषण ठंड वाले क्षेत्रों में हृदय रोग की दर अधिक देखी गई है। इसी प्रकार मीठे पानीवाले क्षेत्रों में कठोर जल वाले क्षेत्रों की तुलना में रोग की दर अधिक मिली है। लेकिन इस अंतर के पीछे क्या वैज्ञानिक कारण हैं, यह अब तक भी ज्ञात नहीं हो सका है। स्पष्ट है कि अभी कोरोनरी हृदय रोग के कारक तत्त्वों के कई राज पता चलने शेष हैं।

जानिए अपने हृदय का भविष्यफल

उम्र, बढ़ा हुआ कोलेस्टेरॉल, उच्च रक्तचाप, धूम्रपान की लत, घटा हुआ एच.डी.एल. कोलेस्टेरॉल और डायबिटीज कोरोनरी हृदय रोग की उपज में प्रमुख

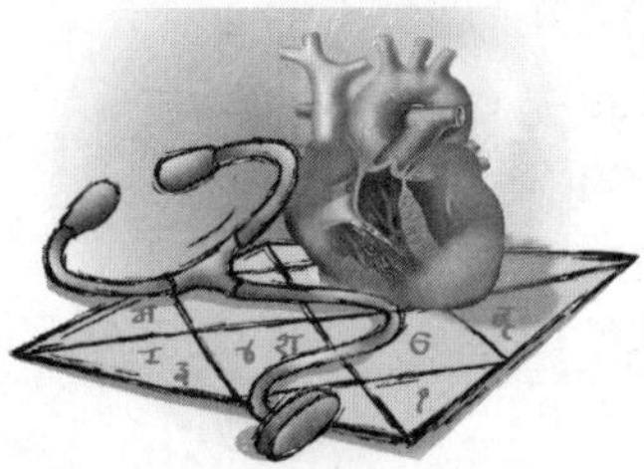

जोखिमकारी तत्त्व गिने जाते हैं। व्यापक अध्ययनों के आधार पर इनमें से हरेक का अलग-अलग रिस्क स्कोर आँका गया है, जिसे जोड़कर यह मोटा अनुमान लगाया जा सकता है कि अगले 10 वर्षों में दिल का दौरा पड़ने की क्या आशंका होगी।

तो आइए जानें आपके हृदय का भविष्यफल

1. पहले ढूँढ़ें जोखिम अंक

उम्र से संबंध

जोखिमकारी तत्त्व उम्र (वर्षों में)	पुरुषों के लिए जोखिम अंक	स्त्रियों के लिए जोखिम अंक
34 से कम	–1	–9
35-39	0	–4
40-44	1	0
45-49	2	3
50-54	3	6
55-59	4	7
60-64	5	8
65-69	6	9
70-74	7	10

कुल कोलेस्टेरॉल (mg/dl)

जोखिमकारी तत्त्व उम्र (वर्षों में)	पुरुषों के लिए जोखिम अंक	स्त्रियों के लिए जोखिम अंक
160 से कम	–3	–2
160-199	0	0
200-239	1	1
240-279	2	2
280 या अधिक	3	3

सिस्टौलिक ब्लड प्रेशर (मिलीमीटर मरक्यूरी में)

120 से कम	0	–3
120-129	0	0
130-139	1	1
140-159	2	2
160 या अधिक	3	3

धूम्रपान

बीड़ी/सिगरेट पीते हैं	2	2
नहीं	0	0

एच.डी.एल. कोलेस्टेरॉल (mg/dl)

35 से कम	2	5
35-44	1	2
45-49	0	1
50-59	–1	0
60 या अधिक	–2	–3

खाली पेट पर की गई ब्लड शुगर (mg/dl)

जोखिमकारी तत्त्व उम्र (वर्षों में)	पुरुषों के लिए जोखिम अंक	स्त्रियों के लिए जोखिम अंक
110 से कम	0	0
110-126	1	2
126 से अधिक	2	4

2. जोड़ें कुल अंक

आइए जोड़कर देखें कि कुल जोखिम अंक कितने हुए	
उम्र	
कोलेस्टेरॉल	
ब्लड प्रेशर	
धूम्रपान	
एच.डी.एल. कोलेस्टेरॉल	
ब्लड शुगर	
कुल जोखिम अंक	

3. अंकों से निकालें रिस्क स्कोर

अब इन कुल अंकों के आधार पर आप अगले दस वर्षों में दिल का दौरा होने का रिस्क स्कोर जान सकते हैं :

कुल जोखिम अंक	अगले 10 वर्षों में दिल का दौरा पड़ने की आशंका दर	
	पुरुष	**स्त्री**
1	2	1
2	3	2
3	4	2
4	5	2
5	6	2

कुल जोखिम अंक	अगले 10 वर्षों में दिल का दौरा पड़ने की आशंका दर	
	पुरुष	स्त्री
6	7	2
7	9	3
8	13	3
6	15	3
10	20	4
11	25	7
12	30	8
13	35	11
14	45	13
15		15
16		18
17		20

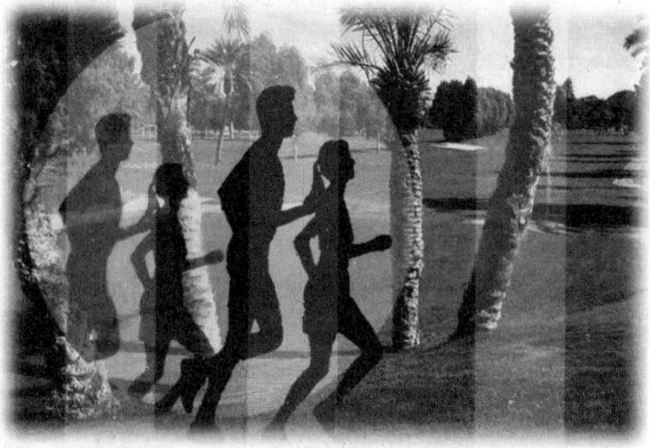

दिल की हिफाजत

प्राचीन चिकित्सा ग्रंथों में दिल की तंदुरुस्ती के लिए आहार, आचार-विचार और व्यवहार को संयत और संतुलित रखना परमावश्यक माना गया है। महावैद्य चरक और सुश्रुत की संहिताओं में ऐसे बहुत से संदर्भ मिलते हैं जो स्वस्थ और संतुलित जीवन-प्रक्रिया को ही हृदय की देख-रेख का आधार मानते हैं। आधुनिक काल के तमाम वैज्ञानिक शोध भी इन्हीं सिद्धांतों की पुष्टि करते हैं। शुद्ध संतुलित आहार, नियमित व्यायाम, अनुशासित व्यवहार और मानसिक सुख-संतोष हृदय के स्वस्थ बने रहने के लिए बहुत जरूरी हैं।

खानपान और हृदय

हमारे खानपान का हृदय रोग से गहरा रिश्ता है। हम क्या और कितना खाते हैं, हमारे रक्त कोलेस्टेरॉल और ट्राइग्लिसराइड्स का घटना-बढ़ना बहुत कुछ इसी पर निर्भर करता है। जरूरत से ज्यादा भोजन और उलट-पुलट चीजें खाते-पीते रहने से शरीर में नुकसानदेह कोलेस्टेरॉल और ट्राइग्लिसराइड्स की

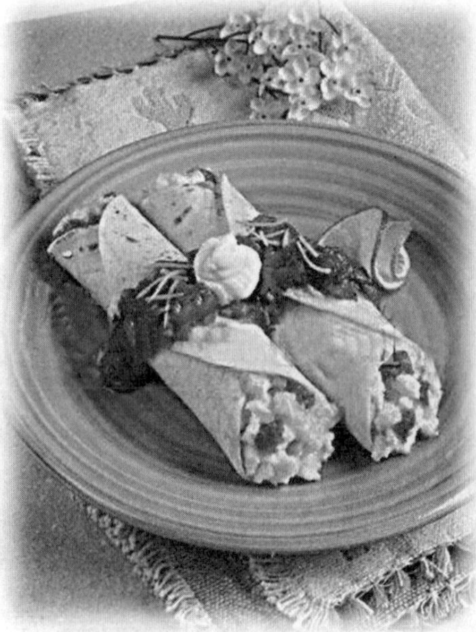

मात्रा बढ़ जाती है। इसके ठीक विपरीत सही मात्रा में संतुलित तथा पौष्टिक भोजन लेने से स्वास्थ्य अच्छा बना रहता है। इससे मोटापे को भी जीता जा सकता है और कोलेस्टेरॉल को भी घटाया जा सकता है। खानपान पर ध्यान देना बढ़े हुए रक्तचाप और रक्त शूगर को काबू में लाने के लिए भी जरूरी है।

हृदय रोग पैदा करने में बढ़ा हुआ कोलेस्टेरॉल, रक्तचाप, शुगर और मोटापा मुख्य रूप से दोषी हैं। इसीलिए यह लाजिमी है कि दिल की हिफाजत के लिए हम अपने खानपान पर पूरा ध्यान दें।

हम क्या खाएँ, कितना खाएँ इस बाबत सही जानकारी होना और उस पर अमल करना जरूरी है। इसके दो ही रास्ते हैं : पहला यह कि यहाँ दी गई स्वास्थ्य-संबंधी जानकारियों को हम अपनी जीवन-शैली का हिस्सा बना लें। दूसरा, जरूरत पड़ने पर किसी अनुभवी आहार विशेषज्ञ (डाइटिशियन) से परामर्श लें और उसके निर्देशों का पूरा-पूरा पालन करें।

सबसे पहले यह देखें कि क्या आपका वजन आपकी लंबाई और उम्र के हिसाब से ठीक है कि नहीं। इसके लिए पहले अपना वजन लें और फिर उसे नीचे दी गई तालिका से मिलाकर देखें :

भारतीय पुरुषों और स्त्रियों की लंबाई और उम्र के अनुरूप वजन

लंबाई फुट	इंच	मीटर	पुरुषों के लिए सही वजन (किलोग्राम में)	स्त्रियों के लिए सही वजन (किलोग्राम में)	उम्र के साथ संबंध
4	11	1.500	53 से 57	49 से 52	30 वर्ष की उम्र तक वजन यहाँ दर्शाए गए वजन से 10% अधिक हो सकता है।
5	0	1.525	54 से 58	51 से 54	
5	1	1.550	55 से 59	52 से 55	
5	2	1.575	56 से 60	53 से 57	
5	3	1.600	58 से 61	54 से 58	
5	4	1.625	59 से 64	56 से 60	
5	5	1.650	61 से 65	58 से 61	30-35 वर्ष की उम्र में वजन यहाँ दर्शाई गई सीमाओं के पार नहीं जाना चाहिए।
5	6	1.675	62 से 66	59 से 64	
5	7	1.700	64 से 68	61 से 65	
5	8	1.725	65 से 71	62 से 67	
5	9	1.750	68 से 73	64 से 69	
5	10	1.775	69 से 74	66 से 70	
5	11	1.800	71 से 76	67 से 72	35 के बाद वजन यहाँ दर्शाई गई सीमाओं से 10% कम ही होना चाहिए।
6	0	1.825	73 से 78	69 से 75	
6	1	1.850	75 से 81		
6	2	1.875	78 से 83	—	
6	3	1.90	80 से 87	—	

अगर आपका वजन सामान्य सीमा में है, या कुछ कम है, तो बहुत अच्छा। लेकिन अगर वजन ज्यादा है, तो कमर कस लें कि उसे कम करना ही है। इसके लिए खानपान में पाबंदियाँ लगाना जरूरी होगा। पहली तो यही कि जितनी कैलोरी पहले लेते रहे हों, उसमें कटौती करें। थोड़ी-सी खुराक घटाएँ और कुछ

चीजों से परहेज भी करें। चार रोटी खाते हों तो तीन कर दें और तीन लेते हों तो दो ही लें। उन्हें घी से चुपड़कर खाने की आदत हो तो अब से उन्हें रूखी लेना शुरू कर दें। दाल-सब्जी में ऊपर से घी डालना बिलकुल बंद कर दें। छौंक लगे भी तो जरा-से तेल में। खाने के बाद मीठे की आदत हो तो उसके बजाय फल लेने शुरू कर दें। भोजन के साथ खूब सलाद और सब्जियाँ खाएँ, ताकि काफी कुछ पेट उन्हीं से भर जाए और तृप्त हो जाएँ। शीघ्र ही आप पाएँगे कि इन छोटी-मोटी हिदायतों पर अमल करने से ही रोजाना की कुल कैलोरी काफी हद तक कम हो जाएँगी। इसका असर हालाँकि एकदम से नजर नहीं आता लेकिन धीरज रखने पर परिणाम स्वयं देख सकेंगे।

वजन कम करने के बहुत-से फायदे हैं। दिल पर काम का बोझ घटता है, कोलेस्टेरॉल कम होता है, साथ ही रक्तचाप और शूगर को संतुलित रखना भी आसान हो जाता है।

खून में कोलेस्टेरॉल सिर्फ मोटापे के कारण ही नहीं बढ़ता। खानपान कैसा है, इससे भी उसका सीधा संबंध है। वसा वाली चीजें बेरोकटोक ग्रहण करते रहने से रक्त कोलेस्टेरॉल बढ़ता है।

ध्यान देने योग्य बात यह है कि कोलेस्टेरॉल कुदरतन जानवरों से ग्रहण की जानेवाली खाने-पीने की चीजों में ही पाया जाता है। यह अनाज, दालों, शाक-सब्जियों और फलों में नहीं होता। अंडे की जर्दी, जानवरों के कुछ खास अंगों के मांस–जैसे भेजा, कलेजी व गुर्दे; और दुग्ध उत्पादों–जैसे खालिस घी, मलाई, आइसक्रीम, पनीर व मक्खन में सबसे अधिक कोलेस्टेरॉल पाया जाता है।

फास्ट फूड और जंक फूड सेहत के लिए सबसे अधिक नुकसानदेह हैं। हैमबर्गर, चीज, फ्रैंच फ्राइज, पनीर, क्रीमयुक्त ट्रिफ्ल सैंडविच, पीजा, आलू की टिक्की, छोले-भटूरे, कचौड़ी, समोसा, मट्ठी और दालमोठ-नमकीन में वसा और कैलोरी की मात्रा बहुत ज्यादा होती है।

वसा की प्रमुख रूप से दो किस्में होती हैं : एक संतृप्त वसा (सैच्यूरेटेड फैट) और दूसरी असंतृप्त वसा (अनसैच्यूरेटेड फैट)। संतृप्त वसा चूँकि कोलेस्टेरॉल के एल.डी.एल. अंश को बढ़ाती है, इसलिए नुकसानदेह है। लेकिन असंतृप्त वसा कोलेस्टेरॉल के एच.डी.एल. अंश को बढ़ाती है, इसलिए एक सीमा तक स्वास्थ्यकारी है।

असंतृप्त वसा भी दो प्रकार की होती है : मोनोअनसैच्यूरेटड फैटी ऐसिड्स

(MUFA) वाली और पॉलीअनसैच्यूरेटड फैटी ऐसिड्स (PUFA) वाली। हमारे भोजन में दोनों ही बराबर-बराबर होने चाहिए। इसके लिए या तो खाना पकाने के तेल थोड़े-थोड़े समय बाद बदलते रहने चाहिए या फिर कुछ पकवान एक तेल में, तो कुछ दूसरे तेल में बनाने की आदत डाल लेनी चाहिए।

आपकी सुविधा के लिए यहाँ अलग-अलग खाना पकाने के तेलों का हिसाब-किताब प्रस्तुत है—

खाना पकाने के तेल
कितनी कैलोरी, कितनी और कैसी वसा

तेल	कैलोरी प्रति 100 ग्राम	कुल वसा (ग्राम)	असंतृप्त वसा मोनो-अनसैच्यूरेटड (ग्राम)	असंतृप्त वसा पाली-अनसैच्यूरेटड (ग्राम)	संतृप्त वसा सैच्यूरेटड फैटी एसिड्स (ग्राम)
सूरजमुखी (Sunflower)	884	100	20-84*	4-66*	10
करडी (Safflower)	884	100	14-75*	14-75*	6
सरसों (Mustard)	884	100	59	21	12
मूँगफली (Groundnut)	884	100	46	32	17
तिल (Sesame)	884	100	40	42	14
सोयाबिन (Soyabean)	884	100	23	58	14
बिनौले (Cottonseed)	884	100	18	52	26
मकई (Corn)	884	100	24	59	13
जैतून (Olive)	884	100	74	8	14
ताड़ (Palm)	884	100	37	9	49
नारियल (Coconut)	862	100	6	2	87
मक्खन (Butter)	884	100	28	3	69

*तेल की किस्म के मुताबिक इसमें अंतर हो सकता है।

स्पष्ट है कि करडी (सैफ्फ्लावर) का तेल, सूरजमुखी (सनफ्लावर) का तेल, सरसों का तेल, मूँगफली का तेल, सोयाबीन का तेल, मकई (कॉर्न) का तेल, जैतून (ओलिव) का तेल और बिनौलों (कोटन सीड) का तेल अलग-अलग प्रकार से असंतृप्त वसा के धनी हैं। यही वैज्ञानिक जानकारी उनकी बढ़ती लोकप्रियता

का सबसे बड़ा कारण है। इन तेलों में पका-तला भोजन स्वास्थ्य की दृष्टि से बेहतर है, हालाँकि उसमें भी कैलोरी तो होती ही हैं।

नारियल और ताड़ का तेल, वनस्पति घी, देशी घी और मक्खन संतृप्त वसा के भंडार हैं। इसीलिए उन्हें अल्प मात्रा में ही इस्तेमाल करना चाहिए।

हाल के अध्ययनों से इस तथ्य की भी पुष्टि हुई है कि ताजी शाक-सब्जियाँ, फल, अंकुरित दालें और साबुत अनाज का प्रयोग दिल की सेहत की दृष्टि से गुणकारी है। शाक-सब्जियों में रेशा (डाइटरी फाइबर) काफी मात्रा में होता है, इसीलिए उनके नियमित सेवन से रक्त कोलेस्टेरॉल में कमी आती है। फलों में नाशपाती, अलूचे, सेब, केला और संतरा इस दृष्टि से अधिक उपयोगी हैं। सब्जियों में सभी पत्तेदार सब्जियाँ, फलियाँ, पत्ता गोभी, मटर, गाजर, हरी मिर्च, शलजम और करेला काफी फायदेमंद होते हैं। चोकरयुक्त आटे में भी यही गुण है, जबकि मैदे में यह गुण नदारद है। इसलिए डबलरोटी का ही शौक रखते हों, तो मैदे के बजाय चोकरयुक्त आटे (होल व्हीट) की ब्रेड ही खाएँ।

देश में हुए कुछ अनुसंधानों से यह भी पता चला है कि कच्चा प्याज, अदरक और लहसुन भी हृदय के लिए उपयोगी हैं। उनका सेवन करने से खून में कोलेस्टेरॉल की मात्रा घटती है, रक्त-कणों का चिपचिपापन कम होता है और रक्तचाप पर भी अच्छा असर पड़ता है।

मदिरा पीने और हृदय के स्वास्थ्य के बीच भी संबंध पाया गया है। रोजाना सीमित मात्रा में मदिरा लेने से एच.डी.एल. कोलेस्टेरॉल बढ़ता है जो दिल के लिए स्वास्थ्यवर्धक है, लेकिन 60 एम.एल. से अधिक मदिरा लेने की आदत पड़ जाए तो यह दिल के लिए नुकसानदेह है। इससे रक्तचाप बढ़ सकता है, ट्राइग्लिसराइड्स की मात्रा में नुकसानदेह वृद्धि होती है और लगातार जमकर पीनेवालों में कार्डियोमयोपैथी होने की भी आशंका रहती है—दिल की पेशियाँ अपनी ताकत खो देती हैं और उनकी खून को पंप करने की क्षमता घट जाती है।

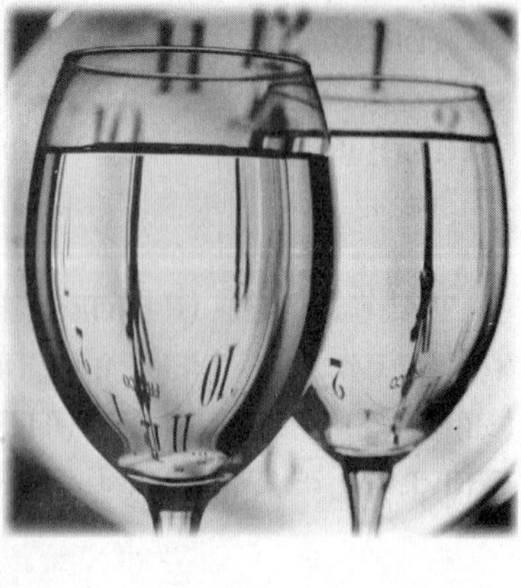

खान-पान के ये सभी मूल नियम हर किसी पर लागू होते हैं। यह सोच कि इनका पालन जीवन के 40 साल गुजर जाने पर या दिल का रोगी हो

जाने पर ही जरूरी है, सरासर गलत है। अध्ययनों से यह स्पष्ट हो चुका है कि धमनियों में वसा का जमाव बचपन से ही शुरू हो जाता है। अतः आगे यह जमाव किस तेजी से बढ़ता है, यह बहुत कुछ खान-पान पर ही निर्भर करता है।

नित्य व्यायाम के लाभ

नियमित रूप से व्यायाम करना कितना स्वास्थ्यकारी है, यह बात किसी से छिपी नहीं है। विशेषकर हृदय-बचाव की दृष्टि से उसके लाभ सचमुच अनेक हैं :

व्यायाम से दिल की कामकाजी ताकत बढ़ती है और वह थोड़ी-सी ऑक्सीजन में ज्यादा काम करना सीख जाता है। जाहिर है, इससे आम परिस्थितियों में भी उसकी ऑक्सीजन की जरूरत घट जाती है।

इसके अतिरिक्त, कोरोनरी धमनियों में खून का दौरा बढ़ता है। तंग होती धमनियों के प्रभाव-क्षेत्र में नई-नई धमनियाँ पनप आती हैं जो रक्त-प्रवाह को कायम रखने की पुरजोर कोशिश करती हैं। खून की ऑक्सीजन संवहन की क्षमता भी बढ़ जाती है। नतीजतन दिल को स्वतः ज्यादा ऑक्सीजन पहुँचने लगती है।

खून के थक्के बनने की प्रवृत्ति भी घटती है। प्लेटलेट रक्त-कणों का चिपचिपापन, खून का गाढ़ापन घटता है। इससे दिल का दौरा पड़ने की आशंका कम होती है।

रक्त में हानिकारक एल.डी.एल. कोलेस्टेरॉल की मात्रा भी घटती है और स्वास्थ्यवर्धक एच.डी.एल. कोलेस्टेरॉल में वृद्धि होती है। मधुमेह, उच्च रक्तचाप या मोटापा हो, तो उस पर भी नियंत्रण पाने में मदद मिलती है। दिल के बेसुर-बेताल होने की आशंका भी कम हो जाती है। फिर शरीर अगर स्वस्थ रहे तो मन भी अच्छा रहता है। तनाव झेलना आसान हो जाता है और अवसाद से छुटकारा पाने में भी मदद मिलती है।

एक साथ चाहे इतने सारे फायदे दिखाई पड़ते हैं लेकिन जीवन की आपाधापी में अपने स्वास्थ्य पर ध्यान देने का समय ही कहाँ है ? जो भी हो, दिल की खैरियत के लिए समय की इतनी-सी कुर्बानी निश्चित रूप से जरूरी है। इसके लिए ज्यादा कुछ नहीं, थोड़ी-सी इच्छाशक्ति और एक ऐसा संकल्प चाहिए जो जीवन को कुछ नियमबद्ध कर सके।

अगर आप एक स्वस्थ नौजवान हैं तो कोई भी व्यायाम या शारीरिक मेहनतवाले खेल चुन लें। लेकिन 35 के बाद थोड़ी सावधानी बरतने में ही समझदारी है। पहले व्यायाम का अभ्यास न हो या हृदय रोग से पीड़ित हों तो डॉक्टर से अवश्य सलाह कर लें। व्यायाम अचानक शुरू करना और अपनी सामर्थ्य की सीमाओं को पार कर जाना जोखिम-भरा है।

ऐरोबिक व्यायाम हर उम्र के लिए उचित है। तेज गति से चलना, धीमा दौड़ना, साइकिल चलाना, तैरना और रस्सी कूदना ऐरोबिक किस्म के व्यायाम हैं। इनमें हमारी पेशियों को जरूरत के अनुसार ऑक्सीजन मिलती रहती है। दिल, रक्त-संचार और श्वसन प्रणाली में मजबूती आती है। उन पर अचानक दबाव नहीं बढ़ता। डॉक्टर के निर्देशानुसार हृदय-रोगी भी इनसे लाभ उठा सकता है। उसके पुनर्वास में क्रमबद्ध व्यायाम की अहम भूमिका है।

हृदय-रोगियों के लिए घूमना सबसे अच्छा व्यायाम है। लेकिन इसमें भी ज्यादा हड़बड़ी दिखाना या अपनी सामर्थ्य से ज्यादा घूमने की कोशिश करना ठीक नहीं है। उतना ही, और उतनी ही गति से चलें जैसी कि डॉक्टर की सलाह हो। यह खयाल भी जरूर रखें कि कपड़े मौसम के मुताबिक हों, यानी सर्दी में गर्म और गर्मी या उमस-भरे मौसम में हल्के, ढीले-ढाले कपड़े।

व्यायाम का पूरा लाभ पाने के लिए अनुशासन जरूरी है। हफ्ते में कम-से-कम चार दिन व्यायाम जरूर करें। पर कोशिश यही रहे कि सातों दिन समय निकालें। कोई दिक्कत आए तो, डॉक्टर से अवश्य सलाह लें। ध्यान रहे कि किसी भी चीज की अति ठीक नहीं होती।

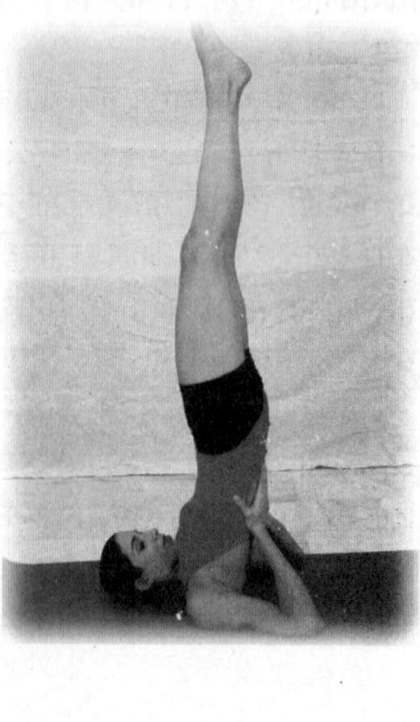

योगासन और यौगिक व्यायाम भी दिल, रक्त-संचार प्रणाली और फेफड़ों के स्वास्थ्य के लिए अति उपयोगी हैं, इस तथ्य को आज आधुनिक विज्ञान भी स्वीकारता है। यहाँ यह बात समझना भी जरूरी है कि हरेक आसन और व्यायाम हर किसी के लिए नहीं है। उनका चयन और प्रशिक्षण किसी जानकार योग प्रशिक्षक और डॉक्टर की देखरेख में ही होना चाहिए।

चलें स्वस्थ जीवन-पथ पर

जीवन में अनुशासन की अपनी उपयोगिता है। हृदय को स्वस्थ और समर्थ बनाए रखने के लिए सुलझी हुई स्वस्थ जीवन-शैली अपनाना बहुत जरूरी है। मसलन, अगर आपको धूम्रपान की आदत है, तो उसे छोड़ देने में ही भलाई है। आप यह भी सोच सकते हैं कि जो नुकसान होना था, हो चुका, फिर धूम्रपान त्यागने से अब भला क्या लाभ ! पर सच यह है कि लाभ अब भी मिल सकता है, बशर्ते आप में इच्छाशक्ति और संकल्प हो। वैज्ञानिक अध्ययनों से प्रमाणित

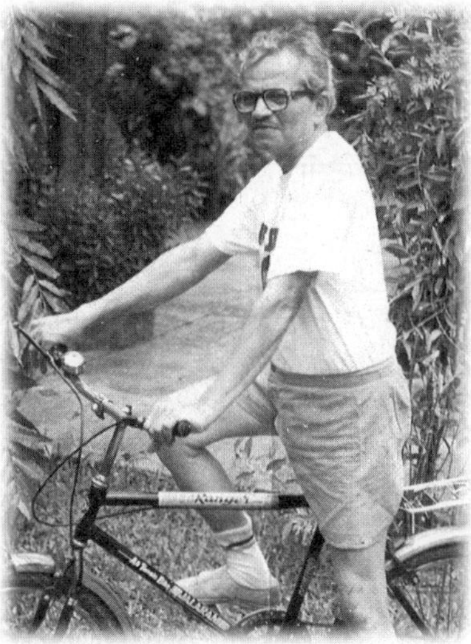

हो चुका है कि धूम्रपान छोड़ देने के दो साल बाद हृदय रोग होने की आशंका उसी स्तर पर पहुँच जाती है, जितनी कि उन लोगों में जिन्होंने कभी धूम्रपान नहीं किया।

इसी तरह चाहे मधुमेह और उच्च रक्तचाप जीवन-भर चलनेवाले रोग हैं, लेकिन जरूरी एहतियात बरती जाएँ और नियम से इलाज लिया जाए तो दोनों रोगों को वश में किया जा सकता है। दिल की हिफाजत के लिए यह बेहद जरूरी है।

मन और तन के बीच अटूट रिश्ता है। यह निर्मल सत्य दिल पर भी लागू होता है। मन प्रसन्न रखें। खुश रहना एक कला है, मात्र परिस्थितियों की सौगात नहीं। कोई उसी एक परिस्थिति में फूला नहीं समाता तो कोई बिल्कुल नाखुश

और खिन्न हो जाता है परंतु अच्छे स्वास्थ्य के लिए जीवन की गति आनंददायक बनाए रखना बेहद जरूरी है। तनाव के क्षण अगर आएँ भी, तो उनमें डूबें नहीं, उनसे उबरने की कोशिश करें। कोई परेशानी हो, तो उसका व्यावहारिक हल ढूँढ़ें। अपनी खुशियाँ और गम सिर्फ अपने तक न रखें, उन्हें प्रियजनों के साथ बाँटना सीखें। हर समय काम में ही उलझे न रहकर परिवार के साथ हँसें-खेलें भी, मौज-मस्ती भी करें। निस्स्वार्थ भाव से दूसरों की मदद करने से भी मन संतोष पाता है। यह आत्मिक सुख उम्र बढ़ाता है और जीवन में सुकून पैदा करता है। जबकि जीवन की दौड़ को हमेशा होड़ के रूप में लेने से स्वास्थ्य बिगड़ता है। अनावश्यक रूप से उद्वेलित होना न सिर्फ नासमझी है, बल्कि हानिकारक भी है। जीवन के प्रति स्वस्थ और सकारात्मक नजरिया सुख और आत्मिक आनन्द की ओर अग्रसर करता है। यही जीवन-दर्शन स्वस्थ दिलो-दिमाग की कुंजी है। और दिल की दिली हिफाजत भी तभी संभव है !

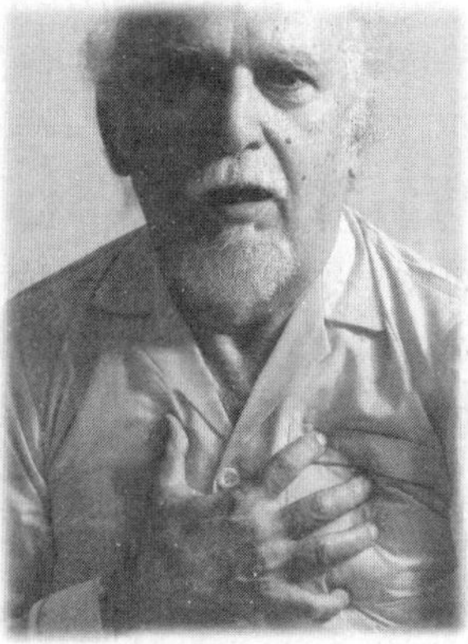

दर्द से भर उठा दिल

ऐंजाइना

लंदन, जुलाई 1768। रॉयल कॉलेज ऑफ फीजिशियन्श का वार्षिक अधिवेशन। छाती के एक अज्ञात विकार की जानकारी देते हुए डॉ. विलियम हैबर्डन कहते हैं :

> *यह छाती का एक खास विकार है। एकदम अपरिचित तो नहीं है, पर इससे पहले इसकी व्याख्या नहीं की गई। इसमें छाती में अजीब-सी घुटन और बेचैनी महसूस होती है और मन असामान्य चिन्ता से घिर जाता है। ये लक्षण रोग के जोखिम से भी ज्यादा तीव्र होते हैं। छाती में उठने के कारण इन लक्षणों को* **ऐंजाइना पैक्टोरिस** *कहना वाजिब होगा। यह संकट चलने पर पैदा होता है, खासतौर से जब मरीज या तो भरपेट हो या ऊँचाई चढ़ रहा हो। दर्द बढ़ जाए या बना रहे, तो लगता है कि जैसे प्राण-पखेरू उड़ जाएँगे। लेकिन थोड़ी देर रुककर मरीज अगर वहीं पर आराम कर ले, तो सारी तकलीफ खुद-ब-खुद दूर हो जाती है।*

पश्चिम के चिकित्सा साहित्य में ऐंजाइना पैक्टोरिस का यह पहला वर्णन है। लेकिन आयुर्वेद में इस रोग की जानकारी सुश्रुत के समय से मिलती है। सुश्रुत ने इसे हृत्शूल कहते हुए लिखा है :

हृदिस्थः कुरुते शुलमुच्छ्वासारोधकं परम्।
स हृत्शूल इति ख्यातो रस मारुत संभवः ॥

(छाती में तेज दर्द और घुटन पैदा करनेवाला यह विकार हृत्शूल है। यह रस और वायु के असंतुलन से उपजता है।)

इतना तो स्पष्ट है ही कि हृत्शूल उर्फ ऐंजाइना पैक्टोरिस सिर्फ नए युग का मर्ज नहीं है। हालाँकि यह जरूर है कि आधुनिक जीवन के नए रंग-ढंग ने इसे हमारे बीच आमफहम बना डाला है।

क्यों होता है ऐंजाइना ?

ऐंजाइना पैक्टोरिस से संबंधित ज्यादातर वैज्ञानिक जानकारियाँ 20वीं सदी की खोज हैं। दरअसल यह दिल की एक बीमारी में उठनेवाले कुछ खास लक्षणों का समूह है। एक तरह से कह सकते हैं कि खतरे की एक ऐसी घंटी जो इस बात की इत्तिला देती है कि बेचारा दिल पूरी खुराक न मिलने से काफी तकलीफ में है। उसकी मेहनती पेशियाँ और ज्यादा ऑक्सीजन पाने के लिए व्याकुल हैं, पर कोरोनरी धमनियों में खून का इतना दौरा नहीं कि वे इस जरूरत को पूरा कर सकें।

शुरू में दिल जैसे-तैसे इस तंगी में भी काम चला लेता है। पर जब वह ज्यादा दबाव में होता है, तो उससे यह बोझ झेला नहीं जाता। वह रह-रहकर ऐंजाइना की शक्ल में अपनी तकलीफ अभिव्यक्त करता है। शारीरिक दौड़-धूप, उत्तेजना, तनाव, व्यग्रता, क्रोध, भय, विद्वेष बहुत ज्यादा खुशी या गम दिल का काम काफी बढ़ा देते हैं। इन स्थितियों में ऐंजाइना खासतौर से इसीलिए मुखरित होता है। वैसे तत्काल आराम करने या दवा लेने से संकट की घड़ी टल जाती है।

विशुद्ध वैज्ञानिक नजरिए से देखें, तो दिल की जरूरत और कोरोनरी धमनियों की क्षमता के बीच सही सामंजस्य न होने से ही यह संकट पैदा होता है। यही है इस्कीमिक हृदय रोग। कोरोनरी धमनियाँ वसीय जमाव से सिकुड़

जाएँ, अपना लचीलापन गँवा दें और उनमें खून का दौरा घट जाए, तो यह रोग पैदा होता है।

ऐंजाइना के सिर्फ दस प्रतिशत रोगियों को तकलीफ कोरोनरी धमनियों के सँकरे हुए बिना भी हो जाती है। किसी एक कोरोनरी धमनी के समय-समय पर संकुचित होने से दिल ऑक्सीजन की कमी महसूस कर सकता है। यह प्रक्रिया अस्थायी होती है और कोरोनरी आर्टरी स्पैज्म कहलाती है।

अनीमिया, थायरॉयड हार्मोन की अधिकता और असामान्य व्यायाम शरीर में रक्त-संचार की गति बढ़ाते हैं तो उच्च रक्तचाप, आओर्टिक वाल्व का सँकरापन और कार्डियोमयोपैथी (हृदय मांसपेशियों का विकार) रक्त-प्रवाह में बाधा उत्पन्न कर दिल पर और जोर डालते हैं। इससे भी ऐंजाइना होने की आशंका रहती है। कोरोनरी धमनियों में सोज आ जाने से भी हृदय पेशियों की रक्त-आपूर्ति में रुकावट आ सकती है।

ऐंजाइना के लक्षण

कारण जो भी हो, तकलीफ होती है तो मरीज छाती में घुटन या दबाव महसूस

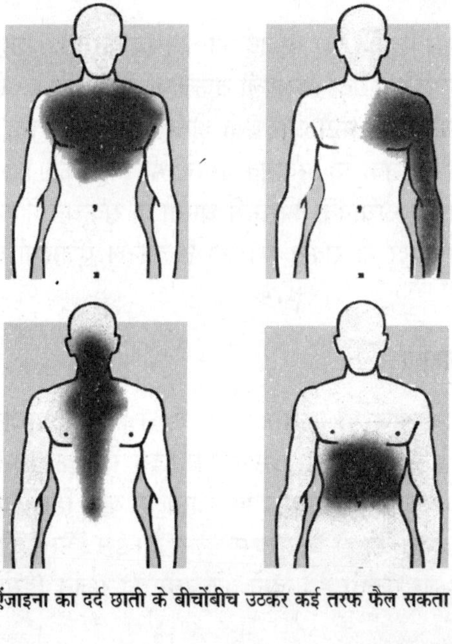

ऐंजाइना का दर्द छाती के बीचोंबीच उठकर कई तरफ फैल सकता है।

करता है। यही ऐंजाइना पैक्टोरिस है। लगता है कि जैसे छाती भींची जा रही है। उस पर बड़ा वजन रख दिया गया है। साँस नहीं ली जा रही। लेकिन हर मरीज इसे अपने ढंग से अनुभव करता है और अपने शब्दों में इसकी व्याख्या करता है। लक्षणों की तीव्रता भी अलग-अलग मरीज में और अलग-अलग समय पर अलग-अलग हो सकती है।

ये लक्षण प्रायः छाती के बीचोंबीच वक्षास्थि पर केंद्रित होते हैं। यहाँ से ये बाईं बाँह या दोनों बाँहों में फैल सकते हैं। ऊपर की तरफ गर्दन, जबड़ा, गला, कन्धा भी गिरफ्त में आ सकते हैं। कभी-कभार दर्द सिर्फ पेट के ऊपरी हिस्से में ही महसूस होता है।

आमतौर से तकलीफ धीमे-धीमे बढ़ती है और कुछेक क्षणों में अपने शिखर पर आ पहुँचती है। आराम कर लेने से अक्सर राहत मिल जाती है। दर्द आधे मिनट से आधे घंटे तक बना रह सकता है। नाइट्रोग्लीसरीन की गोली जुबान के नीचे रख लेने से तकलीफ 45 सैकेंड से 5 मिनट के अन्दर मिट जाती है।

कुछेक मरीजों में दर्द के बजाय साँस उखड़ने, चक्कर आने, थकान या हिचकियों की ही शिकायत होती है। मधुमेहियों में तो कई बार किसी भी तरह के लक्षण नहीं दिखाई देते। ऐसे में तकलीफ का निदान कर पाना बेहद मुश्किल होता है।

कुछ मरीज रात में सोते हुए भी दर्द का अनुभव करते हैं। यह तकलीफ दिन में ज्यादा काम कर लेने से पैदा होनेवाली तकलीफ से मिलती है। लेटे हुए आराम की स्थिति में इसकी उपज कैसे और क्यों होती है, यह पूरी तरह साफ नहीं है। इसकी एक वजह उत्तेजक या भयानक सपने भी हो सकते हैं।

आराम करते हुए अचानक कोरोनरी धमनी के संकुचन में चले जाने से भी ऐंजाइना के लक्षण पैदा हो सकते हैं। यह प्रिंजमेटल ऐंजाइना कहलाता है।

मिलते-जुलते लक्षण

ऐंजाइना का निदान आज भी मुख्यतः मरीज के लक्षणों के आधार पर ही किया जाता है। शुबहा होने पर डॉक्टर इस्कीमिक हृदय रोग की छानबीन शुरू कर देते हैं। लेकिन यह आम अवधारणा कि छाती के बाएँ हिस्से या बाईं बाँह में उठनेवाला हर दर्द दिल का ही है, सरासर गलत है। इस किस्म की तकलीफ कई बीमारियों में पाई जा सकती है। खाने की नली की सूजन (इसोफ़ेजाइटिस) में

होने वाली तकलीफ कई बार ऐंजाइना का शक पैदा कर सकती है। दोनों में ही वक्षास्थि के पीछे के हिस्से में दर्द उठता है और जलन महसूस हो सकती है। नाइट्रोग्लीसरीन की गोली जुबान के नीचे रखने से दोनों में आराम मिलता है। लेकिन अम्ल-रोधक (ऐंट एसिड) दवा इसोफेजाइटिस की स्थिति में तो आराम लाती है, ऐंजाइना में नहीं। खाने की नली में दूरबीन डालकर जाँच करने से भी इसोफेजाइटिस का पता चल जाता है या बेरियम सल्फेट दवा पिलाकर एक्स-रे तस्वीरें उतारने से भी खाने की नली की जाँच की जा सकती है। पसलियों और वक्षास्थि के जोड़ों की सूजन (कोस्टो कांडरायटिस), कन्धे के जोड़ की गठिया, सूजन या उससे जुड़ी किसी मांसपेशी पर कैल्शियम का जमाव और गर्दन की स्पॉन्डिलोसिस भी छाती में ऐंजाइना के-से दर्द का एहसास करा सकते हैं। इसी तरह दुश्चिंता के रहते भी छाती की मांसपेशियों में लगातार खिंचाव बने रहने से दर्द की अनुभूति हो सकती है। मन ही अगर खिन्न हो, तो न कठौती में गंगा और न दिल की सूरते-हाल ही सही हो सकती है।

डायग्नोसिस की बुनियाद

ज्यादातर मामलों में बीमारी के लक्षण ही रोग की टोह दे देते हैं। लेकिन कुछ में रोग तक पहुँच पाना सचमुच बहुत मुश्किल होता है। दूसरे किसी रोग के होते हुए भी ऐंजाइना की तकलीफ उठ सकती है। जैसे, गॉल ब्लैडर की पथरी के दर्द में भी दिल की गति और ब्लड प्रेशर बढ़ने से हृदय पेशियों की ऑक्सीजन की जरूरत बढ़ जाती है। और कोरोनरी धमनियाँ अगर पहले से ही सँकरी हों, तो उनसे यह जरूरत पूरी करते नहीं बनता। इसलिए जरा भी शुबहा होने पर पूरी तहकीकात करना जरूरी होता है।

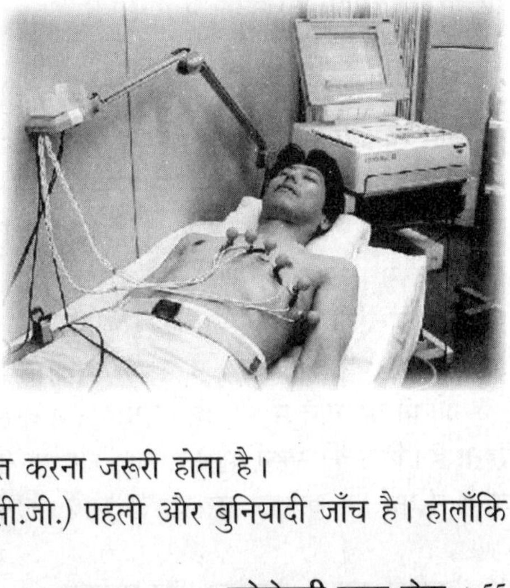

इलैक्ट्रो कार्डियोग्राम (ई.सी.जी.) पहली और बुनियादी जाँच है। हालाँकि

इसका सामान्य होना ऐंजाइना पैक्टोरिस न होने की गारंटी नहीं मानी जा सकती। कभी-कभार गंभीर किस्म के ऐंजाइना में भी ई.सी.जी. सामान्य हो सकती है। दिल का दौरा अगर पहले पड़ चुका है, तो इससे जुड़े परिवर्तन भी ई.सी.जी. में देखे जा सकते हैं।

शक दूर न होने पर आगे जाँच जारी रखी जाती है। पहले स्ट्रैस टेस्ट करते हैं। प्रयोगशाला में ट्रैडमिल यंत्र पर व्यायाम करते हुए दिल की जाँच की जाती है। पर इसके नतीजों पर भी 100 फीसदी भरोसा नहीं किया जा सकता। कुछ में सब कुछ ठीक-ठाक होते हुए भी टैस्ट पॉजीटिव आ जाता है, तो कुछ में इसका ठीक उलटा होता है। फिर जरूरत के हिसाब से मूगा टेस्ट किया जाता है। रेडियोधर्मी तत्त्व देकर गामा कैमरा से दिल की पेशियों में खून के दौरे की जाँच की जाती है। इससे भी मसला न सुलझे, तो कोरोनरी ऐंजियोग्राफी जरूरी हो सकती है। लेकिन ऐंजियोग्राफी के चूँकि अपने कुछ जोखिम हैं, इसलिए इसे करने का निर्णय सोच-समझकर ही लिया जाता है।

जीने की राह

ऐंजाइना पैक्टोरिस का पता लगने पर भी जीवन बहुत कुछ सामान्य ढंग से जिया जा सकता है। इससे यह निष्कर्ष निकाल लेना कि जिंदगी का तो अब कोई भरोसा ही नहीं और खुद को हताशा और दुख के सागर में डुबो लेना, सरासर आत्मघाती है। संकट से उबरने के लिए जीवन के प्रति सकारात्मक रवैया अपनाना बेहद जरूरी है। जीवन-पद्धति की वे सारी आदतें जो कोरोनरी धमनियों को सँकरा बनाती हैं, त्यागनी ही होती हैं। स्वस्थ रहने के लिए कुछ नई बातें सीखनी भी जरूरी हैं। हर कोई जानता है कि धूम्रपान रोग बढ़ाता है। लेकिन कम लोग जानते हैं कि सिगरेट के धुएँ से भरे कमरे में साँस लेना भी नुकसानदेह है। फिर चाहे वह धुआँ दूसरे की ही सिगरेट का क्यों न हो। रक्तचाप, मधुमेह और मोटापे पर पूरा नियंत्रण पाना और इसे कायम रखना भी बेहद जरूरी है। खानपान का पूरा-पूरा खयाल रखना कितना आवश्यक है, इस पर हम पिछले अध्याय में पहले ही चर्चा कर चुके हैं।

जीवन की गति में भी समयानुसार नया तारतम्य स्थापित करना, फायदेमंद रहता है। दिल की सेहत के मुताबिक काम करना सीखना चाहिए। इतना काम कभी न करें कि थककर चूर-चूर हो जाएँ। दिन में एक या दो बार थोड़ी देर

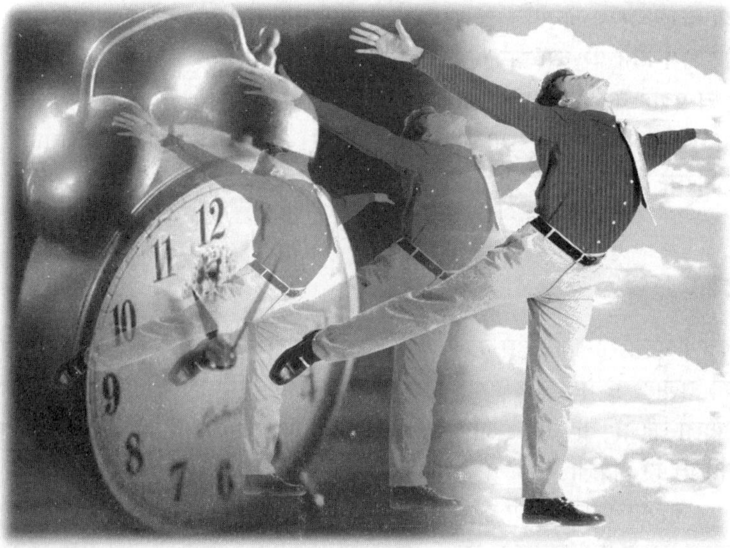

आराम के लिए समय अवश्य निकालें। लेकिन ऐसा भी नहीं कि खुद को हर समय बीमार मानकर चलें और बीमार ही बने रहें।

घड़ी की सुइयों से लड़ना भी छोड़ दें। आप जो कुछ करें, आनंदपूर्वक और आराम से करने की कोशिश करें। हड़बड़ी मचाने पर काम और सेहत दोनों को नुकसान हो सकता है।

भीषण ठंड, गर्मी या उमस ऐंजाइना पैक्टोरिस के होते सेहत के लिए ठीक नहीं हैं। खाना खाने के एकदम बाद शारीरिक मेहनत से भी बचें। ज्यादा ऊँचाई वाले क्षेत्रों जैसे पहाड़ों पर जाना भी तकलीफ भरा हो सकता है। हरेक कारण अपने-अपने ढंग से ऐंजाइना की तकलीफ पैदा कर सकता है।

मन पर काबू रखना सीखें। योग और ध्यान में मन लगाएँ। क्रोध, द्वेष, भय, चिंता, उत्तेजना से जितना बचेंगे, उतना ही बेहतर रहेगा।

डॉक्टर की सलाह से व्यायाम का नियमित कार्यक्रम बनाएँ। दिल की कामकाजी क्षमता इससे अवश्य बढ़ाई जा सकती है। इससे दिल कम ऑक्सीजन के साथ भी ज्यादा काम करना सीख लेता है। यह भी अनुमान है कि व्यायाम करते रहने से दिल की बंद कोरोनरी धमनियों की जगह उनकी ही उपशाखाएँ फैलकर दिल को खून पहुँचाने का काम अपने ऊपर ले लेती हैं। इसके मुतल्लिक दो बातें गाँठ में जरूर बाँध लें : पहली बात यह कि व्यायाम उतना ही करें जितना

आपका स्वास्थ्य अनुमति दे। इस बारे में डॉक्टर से राय जरूर ले लें। और दूसरी, पेट भरा होने पर व्यायाम कभी न करें, न ही सैर के लिए जाएँ। ऐसे समय में रक्त-प्रवाह का रुख आँतों की तरफ ज्यादा होता है और दिल की तरफ उसकी मात्रा बढ़ सकने की संभावना कम होती है। इसलिए चलते-चलते अचानक ऐंजाइना की तकलीफ होने की आशंका बनी रहती है।

दवाएँ

लक्षण-मुक्त रहने के लिए कुछ दवाएँ भी जरूरी हो जाती हैं। इन्हें अपने डॉक्टर की सलाह के मुताबिक ही लेना ठीक रहता है। दूसरे की देखा-देखी दवा में अदला-बदली या अपने-आप खुराक कम-ज्यादा करना काफी जोखिम-भरा साबित हो सकता है।

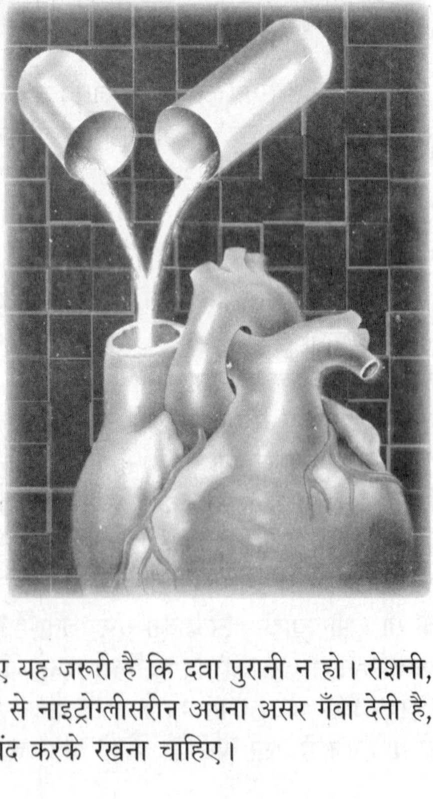

नाइट्रोग्लीसरीन दवा इनमें सबसे पुरानी है। बाजार में यह एंजीसेड, मयोवीन, नाइट्रोमेक आदि नामों से मिलती है। यह एक सस्ती और असरदार दवा है। ऐंजाइना के दौरान जुबान के नीचे यह गोली रख लेने से कुछ ही देर में आराम मिल जाता है। ऐंजाइना से बचे रहने के लिए किसी मेहनत-मशक्कत से पहले भी एहतियातन इसे लिया जा सकता है। नाइट्रोग्लीसरीन गोली का असर 30 से 45 मिनट तक बना रहता है। जरूरत के हिसाब से इसे दोहराया जा सकता है। हाँ, दवा के सही व पूरे असर के लिए यह जरूरी है कि दवा पुरानी न हो। रोशनी, हवा और नमी के संपर्क में आने से नाइट्रोग्लीसरीन अपना असर गँवा देती है, इसलिए डिब्बी में इसे कसकर बंद करके रखना चाहिए।

नाइट्रोग्लीसरीन के साथ एक ही दिक्कत है कि इसके सेवन पर कई लोगों को सिर में दर्द, बदन में अतिरिक्त गर्माहट और रक्तचाप घटने की शिकायत भी हो सकती है। यदि सिर-दर्द सचमुच असहनीय हो तो डॉक्टर की सलाह ले लेनी चाहिए। कुछ लोग नाइट्रोग्लीसरीन लेने से इसलिए भी कतराते हैं कि उन्हें डर होता है कि बार-बार दवा लेने से दवा की लत पड़ जाएगी और दवा अपना असर गँवा बैठेगी। इस बात में कोई तथ्य नहीं है। न तो उसकी लत पड़ती है, न बार-बार लेने से उसका असर ही कम होता है।

मरीज की सहूलियत के लिए अब नाइट्रोग्लीसरीन मरहम की शक्ल में भी मिलने लगी है। ज्यादा देर तक वह धीरे-धीरे थोड़ी-थोड़ी मात्रा में मरीज को मिलती रहे, इसके लिए नाइट्रोग्लीसरीन पट्टियाँ भी मिलने लगी हैं, जिन्हें 'बैंड-एड' की तरह त्वचा पर चिपकाया जा सकता है। इसे लगाकर मरीज चैन की नींद सो सकता है।

आइसोसॉरबाइड डाइनाइट्रेट भी नाइट्रोग्लीसरीन सरीखी दवा है। पर अंतर यह है कि इसका असर 6 से 10 घंटे तक रह सकता है। यह दवा आयसोमेक रिटार्ड, आयसोर्डिल, सार्बिट्रेट आदि के नाम से उपलब्ध है। ऐंजाइना से परेशान मरीजों में रोग की उग्रता नियंत्रित करने के लिए इसे नियमित रूप से दिन में कई-कई बार दिया जाता है।

यदि इन दवाओं से आराम न पहुँचे, तो कैल्शियम चैनल बंद करनेवाली या बीटा-ब्लॉकर वर्ग की दवाएँ आजमाई जाती हैं। इन्हें साथ-साथ भी दिया जा सकता है।

बीटा-ब्लॉकर दवाएँ 1970 से प्रचलन में हैं। इनमें पहली दवा प्रोप्रेनोलॉल थी, जिसकी जगह अब ऐटेनेलॉल, मेटोप्रोलॉल, लेबेटालॉल और कार्वेडिलॉल ने ले ली है। ये दवाएँ दिल की ऑक्सीजन की जरूरत घटाती हैं और उत्तेजना या ज्यादा शारीरिक कामकाज के समय दिल की धड़कन बढ़ने नहीं देतीं। ये रक्तचाप कम करने में भी काम आती हैं। इन्हें अचानक बंद करना जोखिम-भरा होता है। इससे एकाएक दिल की लय बिगड़ने और दिल का दौरा पड़ने का खतरा होता है।

बीटा-ब्लॉकर दवाएँ हर मरीज को नहीं दी जा सकतीं। जिन मरीजों का दिल काम करने की ताकत खोने लगता है, धड़कन की रफ्तार धीमी होती है, हाथ-पैरों की धमनियाँ ठीक से काम नहीं करतीं या दमा, पुरानी ब्रांकाइटिस या डायबिटीज की शिकायत होती है उन्हें ये दवाएँ नहीं दी जातीं।

कैल्शियम चैनल ब्लॉकर्स दवाओं का खास काम कोरोनरी धमनियों का व्यास बढ़ाना है। इसीलिए प्रिंजमेटल ऐंजाइना में ये दवाएँ खासतौर से कारगर हैं। ये दिल की पेशियों की ऑक्सीजन की जरूरत भी घटाती हैं, इसलिए ऐंजाइना के हरेक मरीज के लिए उपयोगी हैं। दमा या डायबिटीज के साथ या हाथ-पैर की धमनियों के ठीक से काम न करने की स्थिति में भी ये दवाएँ ली जा सकती हैं।

नीफेडीपीन (केल्सीगार्ड, डेपीन, मयोगार्ड, डेपीकोर, निफ़ेलेट), विरेपामील (केलेपटीन, आयसोप्टिन, वेसोप्टेन), और डिलटियाजेम (डिलजेम, डिलगार्ड, मेसडिल, डाइकाडी) इस वर्ग की प्रमुख दवाएँ हैं।

कुछ समय से इस बात पर भी जोर दिया जाने लगा है कि दिल के दौरे से बचने के लिए मरीज को एस्प्रिन की आधी गोली रोजाना लेनी चाहिए। इससे खून के थक्के बनने का खतरा कम हो जाता है। 90 प्रतिशत मामलों में तंग कोरोनरी धमनी में खून का थक्का फँस जाने से ही दिल का दौरा पड़ता है।

जिन मरीजों में दवाओं से राहत नहीं मिलती या तीन कोरोनरी धमनियाँ बंद होती हैं या बाईं प्रमुख कोरोनरी धमनी बंद पाई जाती है, उनमें कोरोनरी ऐंजियोप्लास्टी या बायपास सर्जरी की जरूरत पड़ती है।

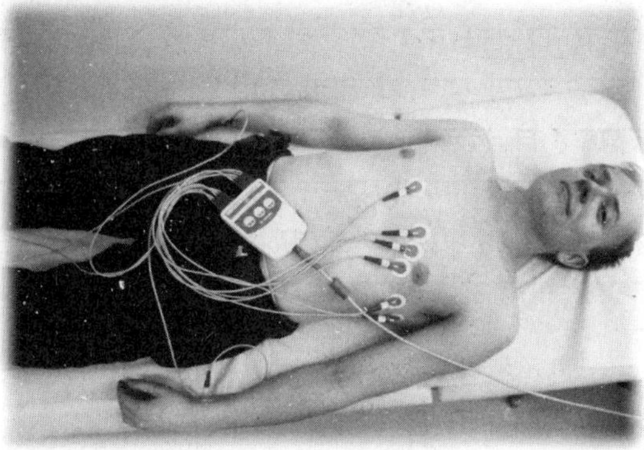

दिल का दौरा

लगता है जैसे समूची दुनिया को यह दिल खूबसूरती और प्रेम से ओत-प्रोत करना चाहता है। जाति-धर्म, रंग-उम्र, भाषा-सरहदें, संस्कृतियाँ-रस्में जैसे उसे कभी बाँध ही न सके। ऐसा भी लगता है कि हमारी रगों में जो बेशुमार खुशियाँ वह बाँटता फिरता है, उससे ईश्वर भी ईर्ष्यालु हो गया। शायद तभी इतने सुकोमल, सहृदय, उदार दिल की झोली में उसने चुपके से चंद बीमारियाँ भी डाल दीं। ईश्वर की इस बाजीगरी को जो भी नाम दें–भूल, धूर्तता, या क्रूरता–उसे चुपचाप तटस्थ होकर देखना, सहना स्वयं के साथ बहुत बड़ा अन्याय है। और भाग्यवादी होना तो अकर्मण्यता से भी अधिक आत्मघाती है। जीवन में हमारे जो भी, जैसे भी लक्ष्य हों, उनकी प्राप्ति दुरुस्त दिलो-दिमाग से ही संभव है। इसीलिए सबसे पहला और सबसे बड़ा फर्ज़ है इस दिल की नजाकत-नफासत को अच्छी तरह समझना और उसकी तंदुरुस्ती की हर तरह से हिफाजत करना। इस कटु सत्य को समझ लें कि दिल का दौरा पड़ने पर जीने-मरने के बीच बहुत मामूली फासला होता है। उस घड़ी मरीज को समय पर उपयुक्त प्राथमिक उपचार मिलना जीवनदायी सिद्ध हो सकता है। इसके बाद यथाशीघ्र मरीज को

डॉक्टरी इलाज के लिए अस्पताल पहुँचाना भी इतना ही जरूरी है। उस समय एक-एक घड़ी बेशकीमत होती है और मरीज को कितनी फुर्ती और कुशलता के साथ इलाज मिलता है, इसी पर उसकी जिंदगी का फैसला निर्भर करता है।

सच यह है कि अब हमारे देश में दिल का दौरा बहुत बड़ा हत्यारा बन चुका है। हर साल लाखों जानें इसी में होम हो जा रही हैं। कई लोगों ने तो जीवन के सफर में शिखर की तरफ पाँव बढ़ाए ही होते हैं कि उनके जीवन का अंतिम अध्याय भी इसके कारण खत्म हो जाता है।

हकीकत यह है कि दिल का दौरा जीवन में कभी भी पड़ सकता है। कुछ को पहले कभी कोई तकलीफ भी महसूस नहीं होती और सीधा दौरा पड़ने पर ही रोग की जानकारी होती है। पर ज्यादातर में कोरोनरी धमनियों के सँकरे होने की प्रक्रिया काफी समय से चल रही होती है।

दिल का दौरा क्यों पड़ता है

अध्ययनों में पाया गया है कि 90 फीसदी मामलों में सँकरी कोरोनरी धमनी में अचानक खून के थक्के से रुकावट आ जाने के कारण दिल का दौरा पड़ता है। धमनी में खून का दौरा रुकते ही उसके द्वारा पोषित हृदय पेशियाँ अकुला उठती हैं। दिल के इस हिस्से को अगर किसी और कोरोनरी उपशाखा से खून नहीं मिल पाता, तो उस भाग में आवश्यक ऑक्सीजन और ग्लूकोस की कमी से पेशियों की कोशिकाएँ दम तोड़ने लगती हैं। यही है 'एक्यूट मयोकार्डियल इन्फार्कशन' यानी कि दिल का दौरा।

लगभग पाँच फीसदी मामले ऐसे भी पाए गए जिनमें कोरोनरी धमनियों के खुले होने के बावजूद दौरे पड़े। धमनी के अचानक संकुचन में चले जाने या धमनी में खून का बड़ा थक्का (इम्बोलस) फँस जाने से यह संकट पैदा हो सकता है।

दौरे की गंभीरता

दौरे की गंभीरता कई बातों पर निर्भर करती है : यह तो तय ही है कि कोरोनरी धमनी के किसी न किसी हिस्से में रुकावट आने से ही दौरा पड़ता है। देखने की बात यह है कि रुकावट कहाँ है—मुख्य कोरोनरी में, उसकी शाखा में या

उपशाखा में। साथ ही यह जानना भी जरूरी है कि प्रभावित धमनी दिल के किस और कितने बड़े हिस्से को पोषित कर रही थी और उस हिस्से में दूसरी कोरोनरी धमनी से रक्त का प्रवाह बना हुआ है या नहीं।

जिस कोरोनरी में रुकावट आई है, वह जितनी बड़ी होगी, उसका प्रभाव-क्षेत्र भी उतना ही बड़ा होगा। उस क्षेत्र को यदि दूसरी कोरोनरी से रक्त न मिलता हो, तो सारा का सारा क्षेत्र मृत हो जाता है। अपना एक बड़ा हिस्सा खो देने पर दिल की धड़कनों में जोर नहीं बचता। दिल की खून पंप करने की ताकत कमजोर पड़ जाती है। रक्तचाप गिर जाता है। फेफड़ों में पानी भर सकता है। अंगों में खून का दौरा घटने से वे काम करने लायक नहीं रहते। यही संकट की घड़ी 'कार्डियोजेनिक शॉक' कहलाती है।

कभी-कभी दौरा पड़ने पर दिल का कोई छोटा लेकिन नाजुक हिस्सा आहत हो जाता है। इससे दिल का तारतम्य बिगड़ जाता है। उसके अलग-अलग हिस्सों के भरने और सिकुड़ने का तारतम्य टूट जाता है। दिल बेतरतीब होकर धड़कता तो है, पर खून को आगे बढ़ा नहीं पाता। दिल की ये अनियमितताएँ कई तरह की होती हैं और कुछ में तो जीवन बच पाना बेहद मुश्किल हो जाता है। यह दिल का दौरा पड़ने के एकदम बाद होनवाली मौतों का सबसे प्रमुख कारण है। मरीज का जीवन बचाने के लिए तात्कालिक इलाज जरूरी होता है। इसे उपलब्ध कराने के लिए देश के हर भाग में कोरोनरी केयर एम्बूलेंस और कोरोनरी केयर यूनिट की सुविधाएँ मुहैया कराने की जरूरत है।

दिल के दौरे के लक्षण

दिल के दौरे का प्रमुख लक्षण सीने में जोरों का दर्द उठना है। यह दर्द अक्सर छाती के बीचोंबीच वक्षास्थि के ठीक नीचे शुरू होता है और ऐंजाइना के दर्द के समान आसपास के दूसरे हिस्सों में फैल जाता है। बहुतों में दर्द सीने के दोनों तरफ फैलता है, पर बाईं तरफ का दर्द ज्यादा आम है। यह दर्द बाईं बाँह की भीतरी तरफ से होते हुए बाईं कलाई और बाएँ हाथ की अँगुलियों के पोरों तक जा सकता है। कुछ में कंधों, गर्दन, जबड़े और पीठ में भी दर्द फैल जाता है। कभी-कभी दर्द छाती में न होकर पेट के ऊपरी हिस्से में ही उठता है। लेकिन यह विशेष रूप से ध्यान देने योग्य बात है कि नाभि के नीचे और गाल के ऊपर का दर्द कभी भी दिल के दौरे से नहीं जुड़ा होता।

दर्द की तीव्रता हरेक मामले में अलग-अलग होती है। पर ऐंजाइना की तुलना में दर्द कहीं ज्यादा तेज होता है। लेटने और आराम करने से दर्द में कोई कमी नहीं आती और छटपटाहट बनी रहती है। हाथ-पैर स्थिर रख पाना भी मुश्किल हो जाता है और कई बार तो दर्द इतना तेज होता है कि लगता है अंतिम समय आ पहुँचा है। दर्द काफी समय तक रहता है। लगभग हरेक में इसकी अवधि 30 मिनट से ज्यादा और कुछ में कई घंटों तक होती है। मरीज को लगता है कि जैसे उसे भींचा जा रहा है, दबाया जा रहा है, शिकंजे में कसा जा रहा है या उस पर बहुत बड़ा वजन रख दिया गया है। कुछ को तो ऐसा अनुभव होता है कि जैसे छाती में छुरा घोंप दिया गया है और छाती को गहरे घावों से गोद दिया गया है।

कुछ मरीजों को दर्द के साथ ही साँस फूलने, उबकाई आने, पसीना छूटने और बेहद कमजोरी महसूस होने की तकलीफ भी होती है। हाथ-पैर ठंडे हो जाते हैं और चेहरा पीला पड़ जाता है। कुछ को पेट चलने की तकलीफ भी होती है। जब दर्द पेट के ऊपरी हिस्से में ही उठता है और मितली या उबकाई के लक्षण भी होते हैं, तो डॉक्टर के लिए भी मर्ज को सही-सही समझ पाना सचमुच बेहद मुश्किल हो जाता है। इक्के-दुक्के मामलों में हिचकियाँ बार-बार उठना ही दौरे का एकमात्र लक्षण होता है।

करीब एक-चौथाई मरीजों में तो दौरा पड़ने के कोई लक्षण प्रकट ही नहीं होते। न दर्द उठता है, न कोई तकलीफ होती है। दिल का दौरा पड़ा भी था, यह जानकारी बाद में ई.सी.जी. करने से मिलती है। ऐसे ज्यादातर मरीज डायबिटिक होते हैं। कुछ उच्च रक्तचाप से पीड़ित होते हैं। उम्र बढ़ने के साथ भी ऐसे मामलों की तादाद बढ़ती है।

वृद्ध रोगियों में दौरे के अस्पष्ट लक्षण भी पाए जा सकते हैं। अचानक दम फूलना, बेहोश हो जाना, असामान्य व्यवहार करना, बेहद कमजोरी महसूस करना या किसी अज्ञात कारण से रक्तचाप का अचानक गिर जाना, दिल का दौरा पड़ने के कुछ असामान्य लक्षण हैं।

दौरा पड़ने पर क्या करें

जब कभी जरा भी शुबहा हो कि दिल का दौरा पड़ा है, तो मरीज को पास में मौजूद अपने सगे-संबंधी को इसकी जानकारी तुरंत देनी चाहिए और जल्दी

से जल्दी डॉक्टर को बुलाना चाहिए। मरीज अगर अकेला भी हो, तो उसे डॉक्टर, आपात एम्बूलेंस सेवा या निकट के प्राथमिक चिकित्सा केंद्र या अस्पताल से अविलंब संपर्क करना चाहिए। संदेश बिल्कुल स्पष्ट होना चाहिए कि दिल का दौरा पड़ा है ताकि समय जाया न हो और स्थिति की गंभीरता साफ पता चल जाए।

अगर होशोहवास है, तो शीघ्र ही नाइट्रोग्लीसरीन की गोली जुबान के नीचे रखना फायदेमंद हो सकता है।

पास में एस्प्रिन हो, तो बिना समय गँवाए उसे मुँह में डालें और चबा लें। चबाने से वह जल्द जज्ब होकर अपना असर दिखा सकेगी। उसके असर से सँकरी धमनी में खून का दौरा बने रहने की संभावना बढ़ जाएगी। दिल का दौरा पड़ने पर एस्प्रिन लेने से मृत्यु दर में 25 प्रतिशत की कमी आती देखी गई है। यह मामूली-सी दवा ही कई लोगों के लिए जीवनरक्षक बन जाती है।

दौरा पड़ने के तत्काल बाद शुरू का एक-एक क्षण दरअसल बहुत मूल्यवान ही नहीं होता है, बल्कि जीवित रहने के लिए निर्णायक भी होता है। मरीज के पास जो कोई भी हो, उसकी पूरी सुधबुध भी मरीज को बचाने में बहुत महत्त्व रखती है।

दौरा ज्यादा तीव्र हो और रोगी बेहोश हो जाए, तो किसी एक को डॉक्टर और एम्बूलेंस का तुरंत इंतजाम करने का दायित्व सौंपकर मरीज के सगे-संबंधी को बगैर एक क्षण खोए, उसके प्राथमिक इलाज में जुट जाना चाहिए। संयोगवश कोई 'कार्डियो पालमोनरी रिससीटेशन' की सही विधि जानता हो, तो उसे झिझकना नहीं चाहिए। डॉक्टरी मदद पहुँचने तक उसे मरीज के दिल की धड़कन और साँस बनाए रखने की पूरी कोशिश करनी चाहिए।

बंद हुई धड़कन और साँस को दुबारा से जगाना ही कार्डियो पालमोनरी रिससीटेशन (सी.पी.आर.) है। इस प्राथमिक इलाज के सबसे जरूरी नियम इस प्रकार हैं :

क्या करें :

- मरीज को बिना गद्दे के सख्त पलँग या जमीन पर सीधा लिटा दें और उसके कपड़े खोल दें।
- उसकी टाँगें ऊपर की तरफ उठाएँ। इससे मरीज के मस्तिष्क को खून

पहुँच सकेगा।

- इस बात का प्रबंध करें कि मरीज को ताजी हवा मिलती रहे।
- उसके सिर के नीचे से सिराहना हटा लें; और
- अगर जानकारी हो तो बगैर समय खोए सी.पी.आर. शुरू कर दें।

क्या न करें :

- मरीज को जबरदस्ती खड़ा करने या बिठाने की कोशिश बिल्कुल न करें।
- उसके मुँह में पानी या गंगा जल कभी न उँड़ेलें।
- उसके इर्द-गिर्द भीड़ जमा न होने दें; और
- डॉक्टर के पहुँचने तक बगैर एक क्षण भी गँवाए, उपरोक्त नियमों का पालन करें।

सी.पी.आर. कैसे करें :

सबसे पहले रोगी की साँस को शीघ्रातिशीघ्र कायम करने की पुरजोर कोशिश करें।

पहले यह देखें कि मरीज की साँस की नली खुली तो है। इसके लिए एक हाथ से मरीज की ठोड़ी ऊपर उठाएँ और दूसरे हाथ से उसका सिर नीचे की तरफ दबाएँ। कई बार यह साधारण-सी कोशिश ही मरीज की श्वास नली खोल देती है और प्राण बच जाते हैं। उसका रास्ता बंद कर रही उथली पड़ी जीभ इसी से सीधी हो जाती है। ऐसा होने पर, दिल की धड़कन अगर बंद न हुई हो, तो साँस अपने-आप चलने लगती है।

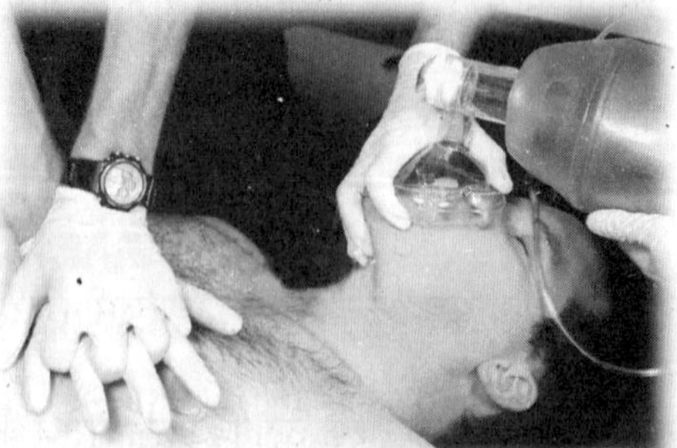

अगर लगे कि साँस नहीं चल रही, तो अपना कान मरीज के मुँह के पास ले जाकर सुनें कि साँस चल रही है कि नहीं। देखना यह है कि साँस लेने की क्रिया में सीना ऊपर-नीचे हो रहा है कि नहीं। गाल पर भी महसूस करें कि मरीज साँस अंदर-बाहर ले रहा है कि नहीं।

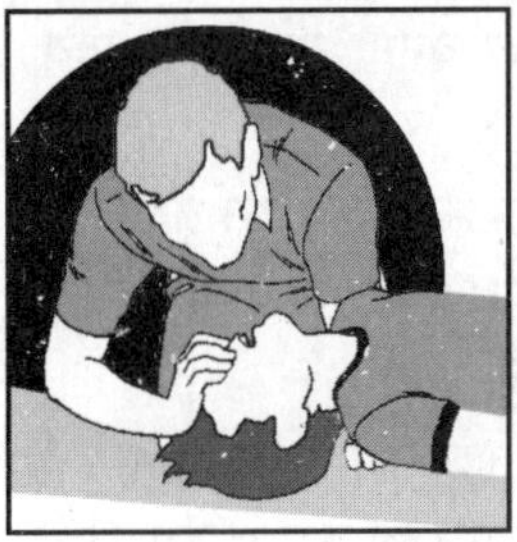

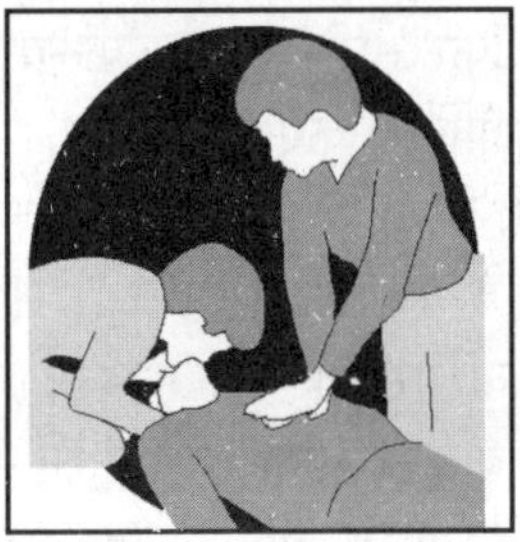

अगर साँस नहीं चल रही हो, तो साँस फूँकने के लिए तैयार हो जाएँ। रोगी के मुँह पर साफ रूमाल या कपड़ा रखकर उसके मुँह से अपना मुँह सटा लें। उसकी नाक भींचकर बंद कर दें और साँस भरकर उसके मुँह में साँस फूँकें। इसी क्रिया को बार-बार दोहराएँ। यदि यह क्रिया ठीक से की जाए, तो मरीज की छाती में हरकत देखी जा सकती है।

अब बिना एक पल भी गँवाए, देखें कि दिल की धड़कन शुरू हुई या नहीं। गर्दन में केरोटिड धमनी को महसूस कर या छाती से कान सटाकर यह जाना जा सकता है। अगर दिल में धड़कन महसूस नहीं हुई, तो सीने की मालिश शुरू करनी होती है। इसके लिए मरीज के दाईं तरफ उसके सीने से सटकर अपने घुटनों के बल बैठ जाएँ। अपने दाएँ हाथ की तर्जनी और बीच की उँगली से छाती के बीच की हड्डी के बिल्कुल आखिरी निचले छोर को ढूँढ़ें और उस पर बाएँ हाथ की सिर्फ हथेली ही रखें। अब बाईं हथेली के ठीक ऊपर अपनी दाईं हथेली रख लें। फिर खुद को आगे की तरफ झुकाते हुए अपने कंधों को मरीज के सीने की सीध में ऊपर उठाएँ और कोहनियों को तनी हुई अवस्था में रखते हुए कंधों के माध्यम से हथेलियों पर दबाव डालें। यह दबाव इतना हो कि रोगी की छाती डेढ़-दो इंच नीचे दबे, फिर दबाव हटा लें ताकि छाती वापस अपनी

जगह पर लौट आए। हथेलियों को लेकिन यथास्थान ही रखें। यह क्रिया बार-बार दोहरानी होगी। इस क्रिया की गति को इस तरह तालबद्ध रखें कि एक मिनट में इसे लगभग 80 बार दोहराया जा सके। छाती पर दबाव डालते समय इस बात का खास ध्यान रखें कि दबाव पूर्ववत सिर्फ बीच की हड्डी पर पड़े। उसे पसलियों पर बिल्कुल भी नहीं पड़ना चाहिए। 15 बार दबाव देने के बाद, दो बार पहले बताए गए तरीके से रोगी की छाती में साँस फूँकें। यह क्रम 15 बार दबाव, फिर साँस की दो फूँकें—बराबर बनाए रखें ताकि हृदय और श्वसन प्रणाली पुनर्जीवित किए जा सकें।

यह पूरी क्रिया हालाँकि काफी थकाऊ है, लेकिन इसे तब तक बनाए रखना जरूरी होता है जब तक मरीज का दिल और श्वास क्रिया पुनः जागृत न हो जाएँ या डॉक्टर या पैरा-मेडिकल मदद न मिल जाए।

देश में कई स्वयंसेवी संस्थाएँ सी.पी.आर. का प्रशिक्षण भी देती हैं। पर इस प्रशिक्षण को अधिक व्यापक स्तर पर उपलब्ध कराना हम सभी का राष्ट्रीय दायित्व है। हाईस्कूल और कॉलेज के छात्रों के लिए इसे शिक्षण कार्यक्रम का अनिवार्य अंग बनाना सबसे अच्छा होगा।

अस्पताल में जाँच-परीक्षण और इलाज

गंभीर किस्म के रोगियों को अस्पताल पहुँचते ही अक्सर इंटेंसिव कोरोनरी केयर यूनिट (आई.सी.सी.यू.) में दाखिल कर दिया जाता है। यहाँ कई तरह के अत्याधुनिक यंत्र और उपकरण उपलब्ध होते हैं। मॉनीटर के जरिए ई.सी.जी., रक्तचाप, श्वास-क्रिया और खून में ऑक्सीजन की मात्रा पर हर पल नजर रखी जाती है। दिल की धड़कनों की तालबद्धता बिगड़े तो उसे सामान्य बनाने के लिए डिफिब्रिलेटर और अस्थायी पेसमेकर प्रणाली का इंतजाम होता है। डिफिब्रिलेटर से बंद हुई दिल की धड़कन को लौटाया जा सकता है। रक्तचाप, हृदय की गति और उसकी तालबद्धता को बनाए रखने के लिए दवाएँ शुरू कर दी जाती हैं। डॉक्टर, नर्स और पैरा-मेडिकल स्टाफ रोगी की देखरेख में जुटे रहते हैं।

जिन मरीजों के लक्षणों से स्पष्ट नहीं होता कि दिल का दौरा पड़ा भी है, उनकी प्राथमिक चिकित्सा के बाद अन्य जाँचें भी शुरू कर दी जाती हैं। ई.सी.जी. तो हरेक ऐसे मरीज में किया ही जाता है। लेकिन दिल का दौरा पड़ने के

एकदम बाद कुछ समय तक ई. सी.जी. बिल्कुल सामान्य भी आ सकता है। रक्त की कुछ खास जाँचें भी की जाती हैं। रक्त-संचार प्रणाली में दिल की आहत मांसपेशियों से निकलनेवाले ऐंजाइम की जाँच इनमें प्रमुख है। सी.के., मयोग्लोबिन, ट्रोपोनिन और एल.डी.एच. की जाँच करके

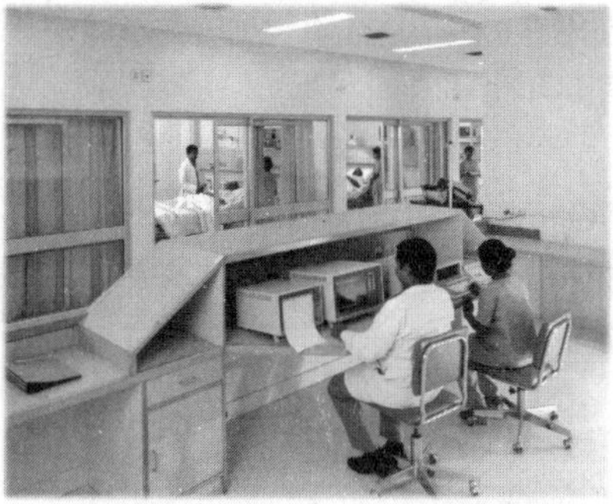

दिल का दौरा पड़ा है इस तथ्य की पुष्टि की जा सकती है। पहले चंद घंटों में सी.के. मयोग्लोबिन और ट्रोपोनिन के स्तर में वृद्धि होती है तथा 24 से 48 घंटों के बाद एल.डी.एच. में बढ़ोत्तरी आती है।

इलाज रोगी के लक्षणों की हालत देखते हुए किया जाता है। गंभीर अवस्था में रोगी को दर्द से निजात दिलाना, दिल की धड़कन को सामान्य बनाना, जटिलता को बढ़ने से रोकना और सही इलाज की तुरंत शुरुआत ही चिकित्सक के लिए चुनौती होती है। पहले कुछ घंटों तक जरूरत होने पर मरीज को ऑक्सीजन भी दी जाती है ताकि उन मुश्किल घड़ियों में पार लग सके।

थ्रोम्बोलिटिक थैरेपी

अगर दिल के दौरे का निदान शुरू में ही हो जाए, और दवा से कोई गंभीर प्रतिक्रिया की आशंका न हो, तो रोगी को दौरे के कारण होनेवाले नुकसान से बचाया जा सकता है। 'थ्रोम्बोलिटिक थैरेपी' द्वारा कोरोनरी धमनी में अवरोधस्वरूप उपस्थित खून के थक्के को घोलकर खून के प्रवाह को सामान्य बनाया जा सकता है। इसके लिए स्ट्रेप्टोकाइनेज (स्टेप्टेस, केबिकाइनेज), यूरोकाइनेज (यूकीडेन, यूरोकाइनेज), टिशू प्लाज्मिनोजन एक्टिवेटर (एक्टिलेस) और प्रोयूरोकाइनेज प्रमुख दवाएँ हैं।

पहले कुछ घंटों में किसी एक थ्रोम्बोलिटिक दवा का टीका देने से 40 से 50 फीसदी मामलों में बंद हुई कोरोनरी धमनी खुल जाती है। इस दवा की कामयाबी का दूसरा पैमाना यह भी है कि दिल के दौरे से होनेवाली मौतों की दर में तात्कालिक और दीर्घकालिक तौर पर काफी कमी आती देखी गई है।

हृदय की पेशियों को प्राणघाती नुकसान से बचाकर थ्रोम्बोलिटिक दवा जीवनदायक बन जाती है।

लेकिन कई स्थितियों में थ्रोम्बोलिटिक दवा देना वर्जित भी है। डॉक्टर ही यह फैसला कर सकता है कि किस मरीज को कौन-सी दवा देना ठीक रहेगा। थ्रोम्बोलिटिक दवाओं को बड़े पैमाने पर इस्तेमाल करने में उनकी कीमत बहुत बड़ी बाधक है। एक ही इंजेक्शन हजारों रुपए का होता है।

हृदय-सहायक यंत्र

दिल का दौरा पड़ने के बाद कुछ मरीजों के दिल का इतना बड़ा हिस्सा क्षतिग्रस्त हो जाता है कि दिल की खून पंप करने की ताकत अचानक ही काफी घट जाती है। इससे मरीज का जीवन संकट में होता है। इन आपात घड़ियों में कमजोर दिल को सहारा देने के लिए और उसकी धड़कनों में ताकत डालने के लिए तरह-तरह के उन्नत सहायक यंत्र भी विकसित किए गए हैं। ये सहायक पंपिंग यंत्र या तो महाधमनी में या दिल के बाएँ निलय में जोड़ दिए जाते हैं और ये कई दिनों तक मरीज के जीवन की रक्षा करने की क्षमता रखते हैं।

आपात बायपास ऑपरेशन

आपात अवस्था में किन्हीं गंभीर किस्म के मरीजों में बायपास ऑपरेशन का फैसला भी लेना पड़ता है। खासतौर से ऐसे मरीज जिन्हें लगातार एक के बाद एक दौरे पड़ रहे हों या दौरे को बीच में रोक पाने की संभावना नजर आए, उनकी हालत में आपात ऑपरेशन से सुधार हो सकता है। इन ऑपरेशनों में जान का खतरा चार प्रतिशत होता है, किंतु ऑपरेशन कामयाब हो जाए तो यह जीवनदायक बन जाता है।

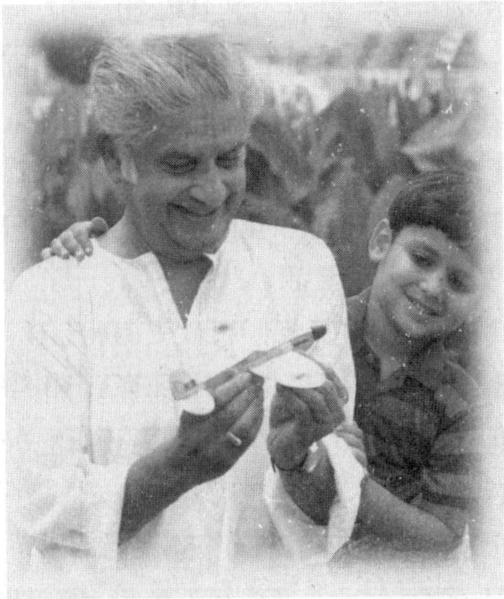

पुनर्वास का सफर

दिल के दौरे के बाद जीवन की मुख्य धारा में लौटना मुश्किल नहीं है, जरूरत सिर्फ क्रमबद्ध तरीके से जीवन फिर से शुरू करने की है। धीरे-धीरे सभी कुछ सामान्य होता जाता है। हाँ, जीवन के तौर-तरीकों में थोड़ा संयम और सुधार, कुछ दवाएँ तथा रोग पर नजर रखने के लिए डॉक्टर के साथ सामंजस्य बनाए रखना अब जरूरी हो जाता है।

अस्पताल के दिन

दिल का दौरा पड़ने के बाद रोगी को आमतौर पर अगले 7 से 10 दिन तक अस्पताल में रखा जाता है। यह अवधि मरीज की हालत और डॉक्टर के द्वारा किए जा रहे उपचार के मुताबिक कम-ज्यादा भी हो सकती है। जिन मरीजों में कुछ जटिलताएँ पैदा हो जाती हैं, उन्हें घर जाने की छुट्टी कुछ दिन देर से मिलती है।

शुरू के 12 से 24 घंटे मरीज को बिस्तर पर ही लेटे रहना होता है। लेटने

का कोई खास तरीका नहीं होता, जो भी मुद्रा सबसे आरामदेह हो, उसे अपनाया जा सकता है।

इस बीच अगर सब कुछ ठीक-ठाक लगे, तो दूसरे दिन से मरीज को 15 से 30 मिनट तक बैठने की अनुमति मिल जाती है। फिजियोथैरेपिस्ट आकर टाँगों का हल्का व्यायाम कराता है। मरीज को इसमें खुद ताकत नहीं लगानी होती। इस व्यायाम से टाँग की शिराओं में रक्त-प्रवाह की गतिहीनता दूर होती है और प्रवाह बेहतर बनता है। खून का दौरा शिथिल होने से दरअसल थक्के बनने का बहुत बड़ा खतरा होता है।

दूसरे दिन से ही मरीज किसी की मदद से बिस्तर से उठकर कुर्सी पर बैठ सकता है। आधे से एक घंटे के लिए दिन में दो बार उसे यह करने की अनुमति होती है। वह बिना सहायता के खुद खाना खा सकता है।

स्थितियाँ अनुकूल रहें तो बहुत जल्द वह 20 से 25 मीटर की दूरी चलने के लायक हो जाता है। अपनी दाढ़ी बना सकता है। साथ के बाथरूम तक जा सकता है। फिर छठे-सातवें दिन से उसे दिन में दो बार वार्ड का चक्कर काटने की अनुमति मिल जाती है।

अगर इस बीच कोई दिक्कत महसूस न हो, तो 10वें दिन के आसपास अस्पताल से छुट्टी पाकर वह घर भी लौट सकता है।

खानपान

अस्पताल में पहले पाँच दिन हल्का, आसानी से पचने वाला और कम कैलोरीवाला खाना दिया जाता है। एक साथ पूरे पहर का भोजन करने के बजाय थोड़े-थोड़े समय में थोड़ी-थोड़ी मात्रा दी जाती है। इससे रक्त-संचार प्रणाली पर एकसाथ ज्यादा जोर नहीं पड़ता। कब्ज से बचने के लिए रेशेदार चीजें, फल-सब्जियाँ काफी मात्रा में लेते रहने चाहिए।

फिर जैसे-जैसे हालत में सुधार आता है, आहार विशेषज्ञ (डाइटिशियन) के सहयोग से डाइट चार्ट तैयार किया जा सकता है। कोशिश यह होती है कि मरीज का वजन नपा-तुला ही रहे, रक्त में कोलेस्टेरॉल की मात्रा ठीक रहे (ज्यादा न हो) और अगर मधुमेह या उच्च रक्तचाप भी है तो रोग को नियंत्रण में रखने के लिए आहार भी उसी के मुताबिक होना चाहिए। मूलतः अंडों और मांसाहार का त्याग (मछली को छोड़कर), खाना पकाने के लिए सूरजमुखी (सनफ्लावर),

करडी (सेफ्फ्लावर) और दूसरे असंतृप्त वसा वाले तेल का उपयोग, तली हुई चीजों, घी, मक्खन, मलाई, ज्यादा मीठे और ऊपर से नमक डालने की आदत का परित्याग और शाक-सब्जियाँ व फल अधिक मात्रा में लेना फायदेमंद होता है। धूम्रपान और तंबाकू का सेवन बिल्कुल वर्जित है। खान-पान के ये परिवर्तित तौर-तरीके उम्र-भर अपनाने होते हैं।

घर लौटने पर

घर लौटने पर पहले कुछ दिनों तक अपने ऊपर किसी भी तरह का शारीरिक या मानसिक जोर डालना वर्जित है। घर के भीतर और आँगन या बगीचे में टहला जा सकता है। पर इसके बारे में भी डॉक्टर की सलाह जरूरी है। अगर सब कुछ सामान्य महसूस हो तो हफ्ते-दस दिन के बाद अपने छोटे-मोटे काम करने में कोई हर्ज़ नहीं है। मसलन बगीचे या गमलों में लगे पौधों को पानी देना, अपना बिस्तर स्वयं ठीक करना, खाना खाकर बर्तन रसोईघर तक छोड़ आना, इत्यादि।

तीसरे-चौथे हफ्ते से किसी वयस्क संगी-साथी के साथ सैर भी शुरू कर दें। शुरू में सैर कुछ ही गज तक सीमित रखें। फिर धीरे-धीरे फासला कुछ बढ़ाते भी जाएँ। लेकिन चलें धीमी रफ्तार से ही। हड़बड़ी बिल्कुल न दिखाएँ।

आठवें हफ्ते तक अपनी सामान्य गति से चलना शुरू कर दें। आधे मील का फासला आधे घंटे में पूरा करने लगें। हालाँकि कुछ सीढ़ियाँ चढ़ने पर पाबंदी नहीं है, लेकिर अधिक ऊँचाई न चढ़ें। पाँचवें-छठे हफ्ते से कुछ मरीजों को यों एक मंजिल तक चढ़ने की अनुमति मिल जाती है। फिर भी 4-5 सीढ़ी के बाद आराम करना ठीक रहेगा।

दसवें हफ्ते तक ज्यादातर चीजें सामान्य हो जाती हैं। रोजाना आधे घंटे के लिए सैर पर जाएँ। धीरे-धीरे कामकाज पर भी लौट सकते हैं। शुरू-शुरू में आधा दिन ही सही, फिर इसे धीरे-धीरे बढ़ा लें लेकिन ज्यादा तनाव में न रहें। यदि व्यवसाय में बहुत शारीरिक मेहनत की जरूरत पड़ती है तो उसमें जहाँ तक हो सके कुछ तब्दीली की संभावना देखें। उस स्थिति में 12 हफ्ते तक काम पर लौटना टाल ही दें।

पहले तीन महीने के लिए वाहन चलाना ठीक नहीं। फिर जैसे-जैसे हालत सुधरती जाए, उस बाबत फैसला ले सकते हैं।

तीन महीने तक हवाई यात्रा से भी बचना ठीक रहता है। हालाँकि इलाज के लिए कभी-कभी यात्रा जरूरी भी हो सकती है। कई अंतरराष्ट्रीय एयरलाइंस 4 से 6 हफ्ते के बाद मरीज को सफर करने देती हैं, पर साथ ही डॉक्टर का अनुमति पत्र भी चाहती हैं। हरेक एयरलाइंस के अलग-अलग नियम होते हैं इसलिए उसकी स्पष्ट जानकारी पहले से ले लेनी चाहिए। डॉक्टरी नजरिए से हरेक ऐसा रोगी जिसे आराम करते हुए साँस लेने में दिक्कत न हो, और दिल के दौरे के बाद छाती में ऐंजाइना के दर्द से परेशान न हो, हवाई यात्रा कर सकता है।

पहले से सूचित किए जाने पर कुछ अंतरराष्ट्रीय एयरलाइंस मरीज और उसके सामान को वायुयान तक पहुँचाने का अलग से इंतजाम कर देती हैं। मरीज को सुविधापूर्वक व्हील चेयर से वायुयान तक ले जाया जाता है।

पुनर्वास के इस दौर में मरीज को अपना धीरज बनाए रखना होता है। उसके लिए यह अत्यावश्यक है कि वह अपनी दवाएँ नियम से लेता रहे और डॉक्टर के निर्देशों का पूरा पालन करे। कभी भी छाती में दर्द या भारीपन महसूस हो या चक्कर आए तो आराम करे और डॉक्टर से सलाह ले ले। अतिरिक्त हिम्मत दिखाने की कोशिश बिल्कुल न करे। तकलीफ को नजरअंदाज भी कभी न करे।

समय-समय पर डॉक्टर से मिलने और जाँच-परीक्षण के लिए जाना भी बेहद जरूरी है। मन में जो भी सवाल हों, उन्हें डॉक्टर के पास जाने से पहले लिख लें ताकि न तो समय ही जाया हो और न याददाश्त पर ही जोर देना पड़े।

इन भौतिक पहलुओं पर ध्यानपूर्वक अमल करने के साथ मन को शांत रखना भी बहुत जरूरी है। अपने और दुनिया के प्रति स्वस्थ और सकारात्मक नजरिया रखने से तन व मन दोनों को सुकून मिलता है। ऐसे दृष्टिकोण से हर मुश्किल का हल आसान हो जाता है।

परिवारजनों की भी मरीज के पुनर्वास में बहुत महत्त्वपूर्ण भूमिका होती है। अपने प्यार, सहयोग और स्वस्थ सकारात्मक दृष्टिकोण से मरीज का जीवन-साथी और परिवार के दूसरे सदस्य मरीज को नया जीवन दे सकते हैं। हर समय टोकते रहने, रोगी की आत्मनिर्भरता में खलल डालने और उस पर एहसान जताने से मरीज का मनोबल तो टूटता ही है, साथ ही उसका चैन भी छिनता है। उसके जल्दी स्वस्थ होने में ये चीजें दरअसल बाधक होती हैं। मरीज को भी चाहिए कि वह अपने मन की बात साफ-साफ कहे। ठेस पहुँचानेवाली किसी भी बात

व घटना को मन में गाँठ बाँधकर न रखे। परिवार में खूब हिले-मिले और हँसना तथा खुश रहना सीखे। जितना संभव हो, उतना और अपने ढंग से परिवार के कामकाज में हाथ भी बँटाए ताकि अपने योगदान का भी कुछ बोध और संतोष हो सके। मन की दुश्चिंताओं से दूर रहने के लिए यह बहुत बड़ा टॉनिक है।

सब कुछ बिल्कुल सामान्य हो जाने के बाद भी उन बातों पर ध्यान देना होता है, जो हृदय को स्वस्थ रखने में सहायक होती हैं। कई चीजें जो आदत में शुमार होती हैं, लेकिन हानिकारक हैं, उनका परित्याग करना आवश्यक है। उसके लिए सबसे ज्यादा जरूरत अपने ही संकल्प की होती है। पुनर्वास का सफर तभी सामान्य तथा पूर्ण समझा जा सकता है जब जीवन-पद्धति में जरूरी सुधार आ जाए और दिल की धड़कनें पूर्ववत मजबूत हो जाएँ।

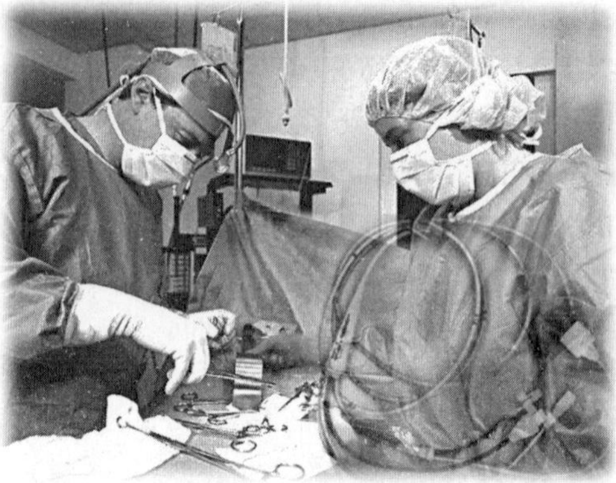

कोरोनरी ऐंजियोप्लास्टी क्या है

दिन-रात चौबीसों घंटे और उम्र-भर बिना रुके लगातार मेहनत करते रहनेवाला हृदय पोषण पाने के लिए कोरोनरी धमनियों पर निर्भर करता है। इसलिए एक भी कोरोनरी धमनी का रास्ता तंग हो जाने पर उसमें रक्त का प्रवाह घट जाता है और हृदय-पेशियों को पर्याप्त पोषण न मिलने से वे भूख-प्यास से आकुल होने लगती हैं। दरअसल उनकी यह छटपटाहट ही कोरोनरी हृदय रोग है।

रोगी को इस वेदना से निजात दिलाने के लिए एक नायाब उपचार प्रणाली विकसित की गई है जिसे कोरोनरी ऐंजियोप्लास्टी कहा जाता है। इससे धमनी के सँकरेपन को फिर से खोल दिया जाता है और उसकी सूखती जा रही रक्त-धारा फिर से जीवंत हो उठती है। धमनी में निर्बाध रक्त-प्रवाह पुनः शुरू होने से हृदय-पेशियों का भरण-पोषण वह समुचित रूप से करने लगती है। जिन मरीजों में दवाएँ कामयाब नहीं हो पातीं उनके स्वस्थ जीवन के लिए कोरोनरी ऐंजियोप्लास्टी सुबह के सूरज की तरह है।

कोरोनरी ऐंजियोप्लास्टी करने के कई तरीके हैं। इनमें सबसे पुरानी विधि परक्यूटेनियस ट्रांसल्यूमिनल कोरोनरी ऐंजियोप्लास्टी (पी.टी.सी.ए.) है, जिसे बैलून ऐंजियोप्लास्टी भी कहा जाता है। 1977 में इसे सबसे पहले ऑस्ट्रियाई हृदय-चिकित्सक एंद्रियाज ग्रुअंटजिग ने खोजा था। यह तकनीक कितनी उपयोगी है, इसका अनुमान इससे लगाया जा सकता है कि सिर्फ अमेरिका में हर साल छह लाख रोगी इससे लाभ उठाते हैं।

ऐंजियोप्लास्टी की खूबियाँ

कोरोनरी ऐंजियोप्लास्टी का सबसे बड़ा गुण यह है कि यह रोगी को बायपास सर्जरी से बचाने की क्षमता रखती है। इसके विकसित होने से पहले जिन

बैलून ऐंजियोप्लास्टी की तकनीक

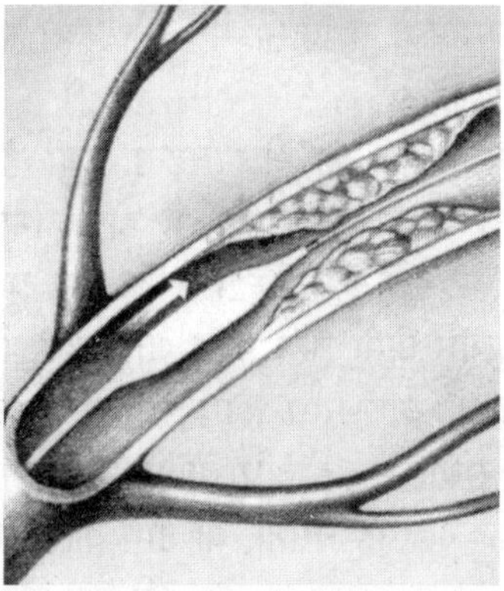

गुब्बारा चला है धमनी को खोलने

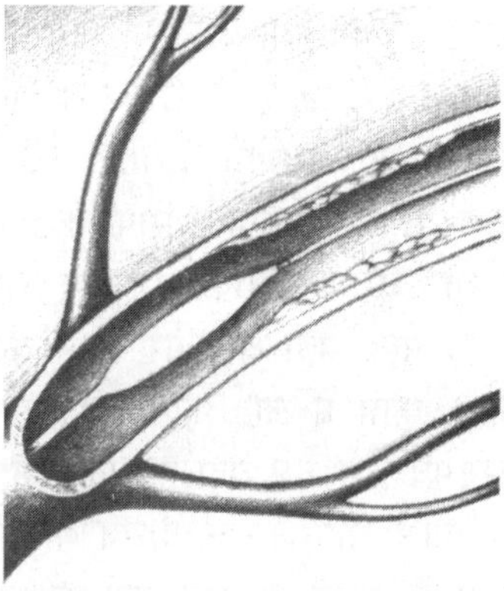

गुब्बारे के दबाव से खुली कोरोनरी धमनी

रोगियों का बायपास ऑपरेशन करना जरूरी माना जाता था उनमें से करीब 50 फीसदी को अब इस तकनीक द्वारा ऐंजाइना की वेदना से निजात मिल जाती है। बायपास सर्जरी की तुलना में यह विधि कहीं ज्यादा सुविधाजनक है : इसके लिए न तो किसी किस्म की चीर-फाड़ करनी पड़ती है और न मरीज को ऐनेस्थिसिया देकर बेहोश करना पड़ता है। इसे सिर्फ शरीर के छोटे से हिस्से को सुन्न करके किया जाता है। प्रायः दो या तीन दिन बाद ही मरीज घर लौट जाता है और आठ-दस दिन में स्वास्थ्य लाभ कर सामान्य काम-काज

करने के काबिल हो जाता है। बायपास ऑपरेशन के मुकाबले इस पर आनेवाला खर्च भी काफी कम होता है।

उपयोगिता कब-कब

पी.टी.सी.ए. की जरूरत उन मरीजों को होती है जिनकी एक या एक से ज्यादा कोरोनरी धमनियाँ इतनी सँकरी हो चुकी होती हैं कि उनमें खून का दौरा बहुत घट जाता है और उसे सामान्य स्थिति में लाना बहुत जरूरी होता है। ज्यादातर रोगी मध्यम दर्ज़े के ऐंजाइना से पीड़ित होते हैं और उन्हें दवाओं से राहत नहीं मिल पाती। कुछ में रोग इतना तकलीफदेह नहीं होता, पर स्ट्रैस टेस्ट में इस्कीमिया (हृदय मांसपेशियों में ऑक्सीजन की कमी) के प्रचंड संकेत स्पष्ट दिखाई देते हैं। दूसरी तरफ कुछ में रोग इतना बढ़ चुका होता है कि या तो दिल का दौरा किसी भी समय पड़ सकता है (अनस्टेबल ऐंजाइना) या पड़ चुका होता है और हृदय की रक्षा के लिए कोरोनरी धमनियों में किसी भी तरह रक्त का समुचित प्रवाह बहाल करना जरूरी होता है।

समय के साथ पी.टी.सी.ए. की उपयोगिता का क्षेत्र बढ़ता गया है। शुरू-शुरू में यह तकनीक सिर्फ कुछ खास किस्म के मामलों में ही अपनाई जाती थी। धमनी में सँकरापन जब सिर्फ़ शुरू के हिस्से में होता था, वह पूरी तरह बंद नहीं होती थी और उसमें कैल्शियम जमा नहीं होता था, तभी पी.टी.सी.ए. काम में लाई जाती थी। समय के साथ-साथ हृदय रोग विशेषज्ञों का अनुभव जैसे-जैसे बढ़ा है, तकनीक में सुधार हुए हैं और बंदिशें घटती गई हैं। बायपास ऑपरेशन के दौरान रोपित की गई नई धमनी, या टाँग की शिरा के ग्राप्ट में, समय के साथ आई रुकावट को दूर करने के लिए भी यह विधि अपनाई जाने लगी है।

इसके द्वारा अब एक ही समय पर एक से अधिक अवरुद्ध कोरोनरी धमनियाँ एक ही साथ खोली जा सकती हैं। पहले यह माना जाता था कि इन मामलों में बायपास ऑपरेशन के अलावा कोई चारा नहीं।

इन सब खूबियों के बावजूद पी.टी.सी.ए. करने का निर्णय लेने से पहले, इस पक्ष पर पूरा सोच-विचार किया जाता है कि कहीं बायपास ऑपरेशन मरीज के लिए बेहतर तो नहीं रहेगा।

ऐंजियोप्लास्टी की तैयारी

पी.टी.सी.ए. कोरोनरी ऐंजियोग्राफी से काफी कुछ मिलती-जुलती तकनीक है। इसके लिए रोगी को एक-दो रोज पहले से अस्पताल में भर्ती कर लिया जाता है। उसकी पूरी शारीरिक जाँच और ऑपरेशन से पहले की जाने वाली जाँचें (रक्त-जाँच, मूत्र-जाँच, ई.सी.जी. और छाती का एक्स-रे) की जाती हैं। ऐंजियोप्लास्टी से पहली रात सोने से पहले, मरीज की दाईं जाँघ का ऊपरी हिस्सा प्रतिजीवाणु घोल और रेजर से साफ किया जाता है। मध्यरात्रि के बाद मरीज को खाने-पीने की मनाही होती है। पर डॉक्टरी हिदायत के मुताबिक दवाएँ पहले की तरह चलती रहती हैं, हालाँकि उनमें कुछ फेर-बदल हो सकता है।

ऐंजियोप्लास्टी की सुबह मरीज जब नित्य कर्म से निवृत्त हो लेता है, तो उसे शामक औषधि (सिडेशन) दी जाती है ताकि वह मानसिक तनाव में न रहे। यदि मरीज नकली दाँतों (डेंचर) का इस्तेमाल करता है, तो उन्हें निकाल दिया जाता है। हाँ, चश्मा वह पूर्ववत् पहने रह सकता है। इसके बाद निर्धारित समय पर उसे 'कैथ लैब' ले जाया जाता है। कैथ लैब किसी ऑपरेशन थिएटर की ही तरह होती है। मरीज के सगे-संबंधी उसमें प्रवेश नहीं कर सकते। उसे पूरी तरह साफ और जीवाणुओं से मुक्त रखा जाता है। डॉक्टर खुद को उसी तरह तैयार करते हैं जैसे कि किसी भी अन्य ऑपरेशन से पहले, ताकि ऐंजियोप्लास्टी के दौरान मरीज संक्रमण से पूरी तरह बचा रहे।

ऐंजियोप्लास्टी की विधि

ऐंजियोप्लास्टी करने के लिए मरीज को एक खास किस्म के एक्स-रे यूनिट युक्त टेबल पर लिटा दिया जाता है। उसके रक्तचाप, नब्ज और कार्डियोग्राम पर निगरानी रखी जाती है। फिर डॉक्टर जाँघ के हिस्से को सुन्न करने के लिए स्थानीय संवेदनहारी दवा की सूई लगाता है। जब यह हिस्सा सुन्न हो जाता है, तब जाँघ के ऊपरी हिस्से में जहाँ से फिमोरल धमनी गुजरती है, एक छोटा-सा चीरा लगाया जाता है। इसके रास्ते फिमोरल धमनी में लम्बी ट्यूब की शक्ल का महीन और मुलायम कैथेटर भीतर उतारा जाता है। इस कैथेटर की स्थिति एक्स-रे यूनिट से जुड़े फ्लोरोस्कोप (टेलीविजन की तरह दीखनेवाला उपकरण) पर देखी जा सकती है। हृदय विशेषज्ञ की अनुभवी उँगलियाँ कैथेटर को धमनी के भीतर सरकाते हुए महाधमनी के उस हिस्से तक ले जाती हैं जहाँ दोनों

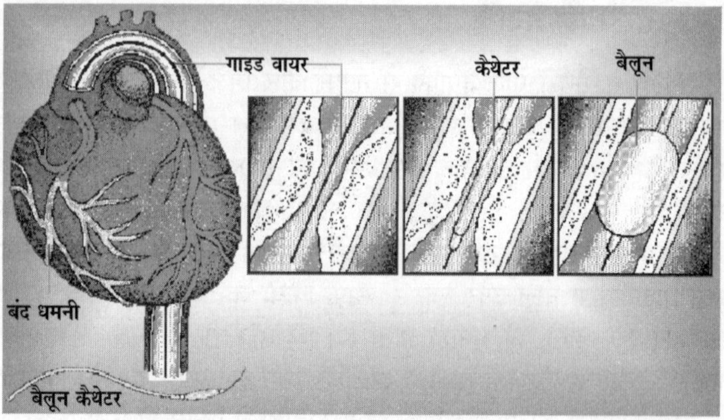

कोरोनरी धमनियाँ शुरू होती हैं। अब विशेषज्ञ कैथेटर को उस कोरोनरी धमनी के भीतर प्रवेश कराता है जिसमें ऐंजियोप्लास्टी करनी होती है। इसके बाद इस कैथेटर के भीतर एक लचीली पतली तार (गाइड वायर) डाली जाती है। इसे खिसका-खिसकाकर कोरोनरी धमनी के सँकरे हुए भाग के आगे तक पहुँचाया जाता है। फिर गाइड वायर के ऊपर एक नया बैलून कैथेटर पिरोकर कोरोनरी धमनी के सँकरे हिस्से तक ले जाया जाता है। इस कैथेटर के अगले छोर पर एक छोटा-सा पिचका हुआ गुब्बारा होता है। जब यह गुब्बारा ठीक जगह पर पहुँच जाता है, तब उसे 30 सैकेंड से एकाध मिनट तक फुलाया जाता है। इससे धमनी की पूरी गोलाई पर भीतर से दबाव पड़ता है। उसे सँकरा बना रही वसा की परतें दब जाती हैं और धमनी खुल जाती है। जरूरत होने पर गुब्बारा 10 से 12 बार तक फुलाया जा सकता है ताकि धमनी ठीक से खुल सके। धमनी के खुल जाने पर बैलून कैथेटर बाहर खींच लिया जाता है। फिर कैथेटर के रास्ते धमनी में अ-पारदर्शक (कंट्रास्ट) दवा डालकर एक्स-रे माध्यम से फिल्म ले ली जाती है। इस पूरी क्रिया में दो घंटे तक का समय लग सकता है।

इसके बाद रोगी को हृदय गहन देख-रेख कक्ष (कार्डियक केयर यूनिट) में ले जाया जाता है जहाँ अगले 24 घंटों तक विशेष यंत्रों द्वारा उस पर निगरानी रखी जाती है। छह-आठ घंटे तक उसे अपनी टाँग हिलानी-डुलानी नहीं होती। इस बीच उसे कुछ ऐसी दवाएँ भी दी जाती हैं जो कोरोनरी धमनियों को फैलाए रखती हैं और खून को पतला बनाए रखती हैं। ये दवाएँ ऐंजियोप्लास्टी से 24 घंटे पहले ही शुरू कर दी जाती हैं ताकि खोली गई धमनी एकाएक बंद न हो जाए।

कितनी सफल

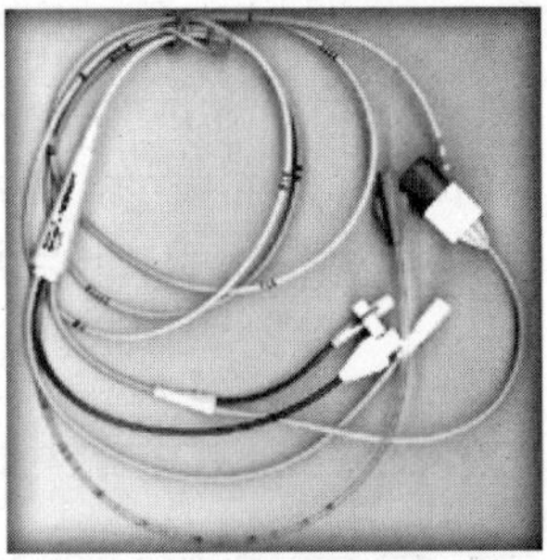

बैलून ऐंजियोप्लास्टी की कामयाबी की दर आजकल 90 प्रतिशत से भी ज्यादा है। यानी कि इतने मामलों में ऐंजियोप्लास्टी के बाद कोरोनरी धमनी का सँकरापन आधे से भी कम हो जाता है और पूरी प्रक्रिया में किसी तरह की जटिलता पैदा नहीं होती।

ज्यादातर मरीज सफल ऐंजियोप्लास्टी के बाद या तो पूरी तरह स्वस्थ हो जाते हैं या काफी बेहतर महसूस करने लगते हैं। फिर भी 20 से 30 प्रतिशत मरीज छह महीने के अंदर फिर से इस्कीमिया का संकट महसूस करने लगते हैं। उनमें कोरोनरी धमनी का खोला गया हिस्सा दुबारा सँकरा हो जाता है। इसे ठीक करने के लिए ऐंजियोप्लास्टी दोहराई भी जा सकती है।

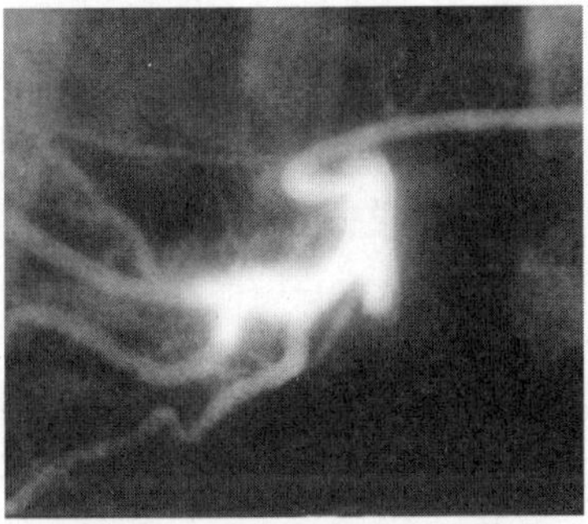

कोरोनरी ऐंजियोप्लास्टी से पहले की धमनियाँ

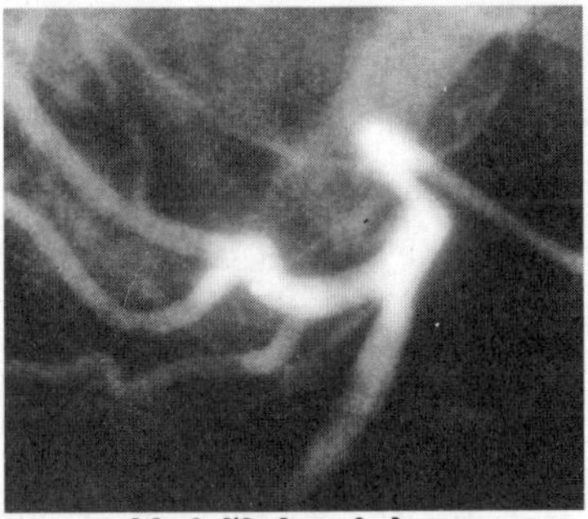

कोरोनरी ऐंजियोप्लास्टी के बाद

कामयाब बैलून ऐंजियोप्लास्टी के पाँच वर्ष बाद तक सिर्फ 10 फीसदी मामलों में ही बायपास ऑपरेशन की जरूरत पड़ती है। यही ऐंजियोप्लास्टी की सबसे बड़ी सफलता है।

लेकिन किसी भी तकनीक की तरह पी.टी.सी.ए. भी पूरी तरह जोखिम-रहित नहीं है। इसे करते समय दो प्रतिशत मामलों में ऐसी जटिलताएँ पैदा हो जाती हैं कि तत्काल बायपास ऑपरेशन करना पड़ता है। इसीलिए ऐंजियोप्लास्टी से पहले हर मरीज से सहमति ली जाती है कि जरूरी होने पर उसका बायपास किया जा सकता है। एहतियात के तौर पर ऑपरेशन थिएटर में हृदय शल्यविशेषज्ञों का दल भी पूरी तैयारी के साथ मौजूद होता है। औसतन 200 मामलों में से किसी

एक में यह विधि घातक भी साबित हो सकती है।

कोरोनरी ऐंजियोप्लास्टी की सुविधाएँ आज देश के कई बड़े अस्पतालों में उपलब्ध हैं। इनके स्तर की तुलना निस्संदेह दुनिया के बेहतरीन से बेहतरीन हृदय चिकित्सा केंद्रों से की जा सकती है।

कोरोनरी स्टेंट, रोटाब्लेटर और लेजर

बीते कुछ वर्षों में हृदय-चिकित्सा-प्रयोगशालाओं में कोरोनरी ऐंजियोप्लास्टी के लिए दूसरी बेहतर तकनीकें भी विकसित की गई हैं।

इनमें कोरोनरी स्टेंट्स सबसे महत्त्वपूर्ण हैं। ये इस्पात अयस्क (स्टील अलॉय) से बनते हैं और गोलाकार होते हैं। इन्हें कोरोनरी धमनी के सँकरे हिस्से में पहुँचाकर फुला दिया जाता है। इससे धमनी खुल जाती है। लेकिन धमनी में धातु के बने रहने से यह डर रहता है कि खून के थक्के इकट्ठे होकर रक्त-प्रवाह बंद न कर दें। इसीलिए कम-से-कम तीन महीने तक मरीज को ऐसी दवाएँ लेनी पड़ती हैं, जो खून को जमने नहीं देतीं।

कोरोनरी स्टेंट्स की सबसे बड़ी उपयोगिता ऐंजियोप्लास्टी द्वारा खोली गई कोरोनरी धमनी को दुबारा बंद न होने देने में है। इसके इस्तेमाल से ऐंजियोप्लास्टी की विफलता की दर में महत्त्वपूर्ण कमी आई है।

कोरोनरी धमनी में जमा चर्बी से छुटकारा दिलाने के लिए कार्डियोलॉजिस्ट रोटाब्लेटर तकनीक भी अपना रहे हैं। इसके लिए विशेष जैतून की आकृति की घुंडी विकसित की गई है जो बहुत तेज गति से घूमती है। इसके सिरे पर हीरा जड़ा रहता है। जब इस यंत्र को तेज गति से चलाया जाता है, तो वह सख्त से सख्त रुकावट को भी साफ कर सकता है। हृदय विशेषज्ञ इसके जरिए सँकरी कोरोनरी धमनी को भीतर से साफ करने में कामयाब हो रहे हैं। यह तकनीक भी हमारे देश में कुछ हृदय चिकित्सा केंद्रों में अपनाई जाने लगी है। इसकी सबसे बड़ी खूबी यही मानी जा रही है कि इससे खोली गई कोरोनरी धमनी में दुबारा से सँकरापन आने के मामले पी.टी.सी.ए. की तुलना में कम हैं। लेकिन इसमें भी एक कमी है। और वह यह कि पूरी तरह रुकी हुई कोरोनरी धमनी को इससे साफ नहीं किया जा सकता।

इस बीच एग्जाइमर लेजर ऐंजियोप्लास्टी पर भी काफी काम हुआ है। इन लेजर किरणों में गजब की ऊष्मा होती है और यह नायाब क्षमता भी

कि उन्हें छोटे-से-छोटे बिंदु पर केंद्रित किया जा सकता है। इसका इस्तेमाल करते हुए हृदय चिकित्सक यह कोशिश करते हैं कि कोरोनरी धमनी को सँकरा बनानेवाली वसा की परत को पिघला दिया जाए। लेकिन बड़ी समस्या यह है कि लेजर की उच्च ऊष्मा, धमनी के स्वस्थ ऊतकों पर भी असर दिखा सकती है जिससे धमनी में सुराख हो सकता है। इस मुश्किल को दूर करने के लिए विशेषज्ञों ने लेजरयुक्त बैलून कैथेटर बनाए हैं। इनके जरिए धमनी को खोल पाना संभव है।

जब तक कोरोनरी ऐंजियोप्लास्टी की दूसरी तकनीकें और विकसित नहीं हो जातीं, पी.टी.सी.ए. ही इसका सबसे प्रभावशाली तरीका बना रहेगा। खोली गई कोरोनरी धमनी में दुबारा सँकरापन न उपजे, इसके लिए भी वैज्ञानिक प्रयत्नशील हैं। बहुत संभव है कि निकट भविष्य में ऐसी प्रभावी दवाएँ ईजाद हो जाएँ, जो वैज्ञानिकों का यह सपना भी साकार कर दें।

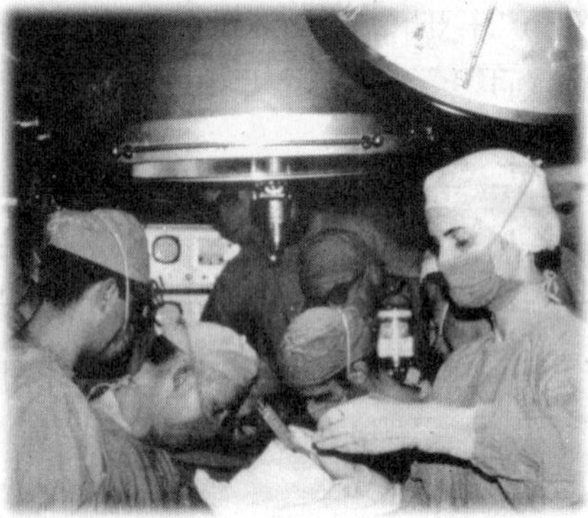

दिल पर भी पुल

बायपास सर्जरी

जब जीवन-नैया कोरोनरी हृदय रोग की भँवर में डूबती-सी दिखाई पड़ती है, तब कोरोनरी बायपास ऑपरेशन केवट बन उसे पार लगा देता है। दवाएँ और ऐंजियोप्लास्टी भी जब बीमार हृदय को सुकून नहीं दे पातीं, तब बायपास सर्जरी ही वह जरिया है जिससे जिंदगी फिर से जीने लायक बन सकती है।

आज देश-विदेश के बहुत-से अस्पतालों में यह ऑपरेशन किया जाता है, पर इसका इतिहास ज्यादा पुराना नहीं है। यह अमेरिका के क्लिवलैंड क्लीनिक फाउंडेशन द्वारा व्यापक स्तर पर पहली बार सन् 1967 में किया गया था। यद्यपि इससे पहले दो हृदय शल्यविशेषज्ञ सेबीस्तन और डीबेकी इक्के-दुक्के मामलों में इसे आजमा चुके थे। आज सिर्फ अमेरिका में कई लाख हृदय रोगी प्रति वर्ष बायपास ऑपरेशन कराते हैं। हमारे देश में भी आज अनेक अस्पतालों में यह ऑपरेशन किया जाता है।

बायपास ऑपरेशन का सिद्धांत

बायपास सर्जरी, यानी कोरोनरी आर्टरी बायपास ग्राफ्टिंग (सी.ए.बी.जी.) का मूल सिद्धांत बिल्कुल सीधा और सरल है। यह बहुत कुछ वैसा ही है जैसा राजमार्ग के लिए जरूरत पड़ने पर नया 'बायपास' बनाया जाता है। आबादी के बढ़ने पर जब राजमार्ग बस्ती के बीच आ जाता है और इतना सँकरा हो जाता है कि उस पर वाहनों की आवाजाही मुश्किल हो जाती है, तब उसी रास्ते पर किसी एक ओर से एक नया चौड़ा रास्ता निकाल दिया जाता है। इससे वाहन पहले की तरह राजमार्ग पर आसानी से अपनी गति से दौड़ने लगते हैं। इसी तरह जब एक या ज्यादा प्रमुख कोरोनरी धमनियाँ या उनकी शाखाएँ बहुत सिकुड़ जाती हैं और किसी भी विधि से उनमें रक्त-प्रवाह पूर्ववत सामान्य नहीं किया जा सकता, तब हृदय-पेशियों तक खून की पूरी आपूर्ति कायम रखने के लिए बायपास का सहारा लिया जाता है। इसके लिए दो तरह से बायपास बनाए जाते हैं। यदि एक या दो जगह बायपास की जरूरत होती है, तो छाती में स्थित इंटरनल मेमरी आर्टरी का रास्ता बदलकर उसे कोरोनरी धमनी के सँकरे हिस्से के आगे जोड़ दिया जाता है। इससे हृदय के उस हिस्से में रक्त-प्रवाह पूर्ववत् स्थापित हो जाता है।

दूसरी तकनीक में टाँग की शिरा (लांग सेफनस वेन) काम में लाई जाती है। इसे रोगी की टाँग से निकाल लिया जाता है और उलट लिया जाता है ताकि उसकी बिना वाल्ववाली साफ-सुथरी सतह अंदर की तरफ आ जाए। फिर जरूरत के हिसाब से सही लंबाई के टुकड़े काट लिये जाते हैं। टुकड़े का एक सिरा महाधमनी से जोड़ दिया जाता है और दूसरा सिरा कोरोनरी धमनी के सँकरे हिस्से से ठीक आगे, ताकि उसमें रक्त का प्रवाह सामान्य बन जाए। इस तरह तीन, चार, पाँच, या जरूरत के मुताबिक कितने ही बायपास ग्राफ्ट (रोपण) किए जा सकते हैं। कुछ हृदय शल्यविशेषज्ञ इस काम के लिए उदर में जाने वाली गेस्ट्रो-एपिप्लोइक आर्टरी और इनफिरियर ऐपिगेस्टिक आर्टरी का भी इस्तेमाल करते हैं।

नई धमनियाँ या रोपित किए गए शिरा-अंशों से हृदय-पेशियों में रक्त-प्रवाह पूर्ववत् होने लगता है और इस्कीमिया की वेदना से छुटकारा मिल जाता है।

कब करते हैं बायपास

साधारणतया बायपास सर्जरी की सलाह उन मरीजों को दी जाती है जिन्हें पूरी कोशिश के बावजूद दवाओं से आराम नहीं मिलता और कोरोनरी ऐंजियोग्राफी करने पर यह पाया जाता है कि दो-तीन या अधिक कोरोनरी धमनियाँ 70 फीसदी से ज्यादा सिकुड़ चुकी हैं।

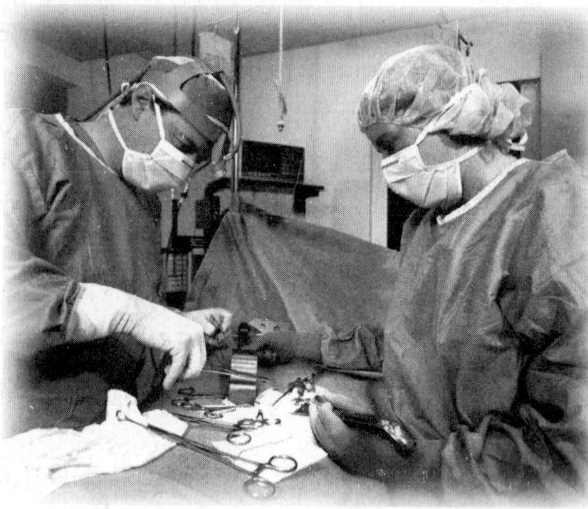

अधिकांश रोगी लंबे समय से ऐंजाइना से पीड़ित होते हैं। वे कई किस्म की दवाएँ आजमा चुके होते हैं और कई पाबंदियों के शिकार होते हैं। कोरोनरी ऐंजियोग्राफी करने पर मालूम होता है कि दो-तीन या ज्यादा धमनियाँ काफी सँकरी हो गई हैं। कुछ में बाएँ वेंट्रिकल की कार्य-क्षमता (लेफ्ट वेन्ट्रिक्यूलर इंजेक्शन फ्रेक्शन, LVEF) काफी घट चुकी होती है। कुछ में या तो ऐंजियोप्लास्टी पहले नाकामयाब हो चुकी होती है या मामला ऐंजियोप्लास्टी के लायक नहीं समझा जाता।

कुछ रोगी 'अनस्टेबल ऐंजाइना' से पीड़ित होते हैं। सभी दवाएँ आजमाने और पूरे आराम के बावजूद उनके इस्कीमिया के लक्षण प्रबल बने रहते हैं और बार-बार उन्हें सीने में दर्द उठ रहा होता है। वे पहले से कोरोनरी केयर यूनिट में भर्ती होते हैं, लेकिन उनकी हालत सुधर नहीं रही होती और गहरी आशंका होती है कि उन्हें कहीं दिल का दौरा न पड़ जाए।

कुछ रोगी ऐसे भी होते हैं कि उन्हें दिल का दौरा पड़ चुका होता है। पर

पहले छह घंटे के भीतर यदि उनका बायपास हो जाए तो उनके दिल की पेशियाँ दौरा पड़ने से होनेवाले नुकसान से बचा सकती हैं। यह ऑपरेशन उसी सूरत में किया जाता है जब थ्रोम्बोलिटिक थैरेपी (धमनी में फँसे थक्के को घोलने के लिए दी जानेवाली दवा) कामयाब नहीं हो पाती।

कुछ को दिल का दौरा पड़ चुका होता है और फिर भी सीने में बार-बार दर्द उठ रहा होता है तथा दुबारा दिल का दौरा पड़ने का खतरा होता है। इसे पोस्ट-इनफार्कशन ऐंजाइना कहते हैं। इस स्थिति से उबरने के लिए भी कई बार तुरंत बायपास करने का फैसला लिया जाता है।

कुछ मरीज दिल का दौरा पड़ने के बाद गंभीर स्थिति में होते हैं। दिल की खून पंप करने की ताकत बहुत शिथिल हो चुकी होती है। इनमें भी दवाओं और हृदय सहायक यंत्रों की मदद से स्थिति को सँभालते हुए आपातकालीन बायपास ऑपरेशन कर जीवन बचाया जा सकता है।

कुछ रोगी ठीक-ठीक दीखते हुए 'मौन इस्कीमिया' से पीड़ित होते हैं। उनका ई.सी.जी., स्ट्रैस टेस्ट, मूगा टेस्ट और कोरोनरी ऐंजियोग्राफी करने पर पता चलता है कि उनकी कई धमनियाँ बंद पड़ी हैं। इन रोगियों में भी बायपास ऑपरेशन करने की जरूरत पड़ सकती है।

ऑपरेशन की तैयारी

ज्यादातर मामलों में ऑपरेशन पूर्व-निर्धारित कार्यक्रम से, तारीख तय करके किया जाता है। कुछ हृदय चिकित्सा केंद्रों में ऑपरेशन से पहले मरीज को फिजियोथैरेपिस्ट की देखरेख में श्वास-व्यायाम भी सिखाए जाते हैं। इससे ऑपरेशन के बाद फेफड़ों के खुलने और बलगम बाहर आने में मदद मिलती है। धूम्रपान बिल्कुल छोड़ना होता है। कई जाँच-परीक्षण भी किए जाते हैं। ऑपरेशन से पहले एनेस्थिजियोलॅजिस्ट (बेहोशी का डॉक्टर) भी रोगी से मिलता है, जाँच करता है और उसे ऑपरेशन के लिए मानसिक तौर पर तैयार करता है।

ऑपरेशन के लिए चार से छह यूनिट खून की जरूरत होती है। इसके लिए सगे-संबंधियों और मित्रों को रक्तदान करना पड़ता है।

ऑपरेशन के पहले दिन शाम को रेजर द्वारा रोगी के बदन से बाल साफ कर दिए जाते हैं, ताकि संक्रमण का खतरा घट जाए। फिर वह स्नान कर

अस्पताल से मिले साफ कपड़े पहन लेता है। ऑपरेशन के लिए रोगी (या किसी निकट संबंधी) से सहमति फार्म पर हस्ताक्षर लिये जाते हैं। मन शांत रहे और रोगी को किसी तरह की मानसिक उत्तेजना या चिंता न रहे, इसके लिए भी दवा दी जाती है। मध्यरात्रि के बाद खाने-पीने की मनाही होती है।

ऑपरेशन के रोज सुबह मरीज जब नित्य-कर्म से निवृत्त हो आता है, तो उसे एक सूई दी जाती है, ताकि नींद आ जाए। फिर निर्धारित समय पर उसे स्ट्रेचर-ट्राली से ऑपरेशन थिएटर ले जाया जाता है।

ऑपरेशन शुरू करने से पहले नाड़ी में सूई से ग्लूकोज पहुँचाया जाता है। हृदय की देखरेख के लिए कार्डियक मॉनीटर भी लगा रहता है। फिर ऑपरेशन शुरू करने के लिए बेहोशी का डॉक्टर संवेदनहारी दवा देता है। इसके बाद सर्जरी शुरू हो जाती है।

कोरोनरी बायपास ऑपरेशन : बायपास सर्जरी का आँखों देखा हाल

हृदय तक पहुँचने के लिए छाती की बीच की हड्डी (स्टरनम) को काटा जाता है और छाती खोल ली जाती है। हृदय को खोल लेने के बाद उसका और फेफड़ों का काम हार्ट-लंग मशीन को सौंप दिया जाता है। दिल को ऐसे घोल में नहला दिया जाता है कि उसका तापमान घट जाता है और उसका धड़कना बंद हो जाता है। इससे सर्जन निश्चिन्त होकर उस पर ग्राफ्ट कर सकता है।

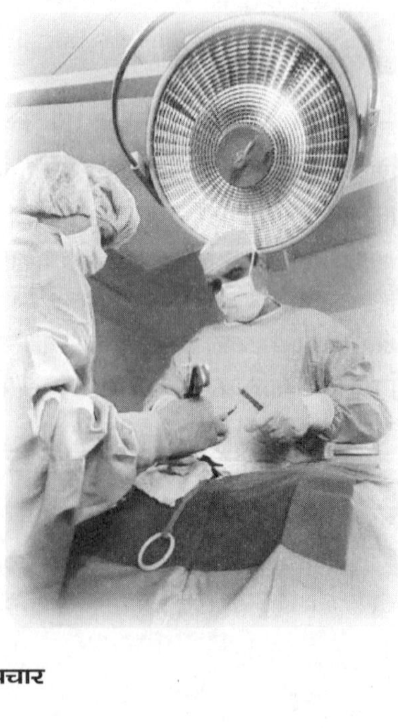

तंग कोरोनरी धमनियों में खून का दौरा लौटाने के लिए इंटर्नल मेमेरी आर्टरी और दूसरी धमनियों का रास्ता बदलकर कोकोनरी धमनी के सँकरे हिस्से को बायपास कर दिया जाता है। कुछ सर्जन ग्राफ्ट के

लिए टाँग की शिरा काम में लाते हैं, इसे ऑपरेशन के शुरू में निकालकर तैयार कर लिया जाता है और उसके टुकड़े इस्तेमाल करते हुए जरूरत के हिसाब से बायपास ग्राफ्टिंग कर दी जाती है।

अब हृदय और फेफड़ों को रक्त-संचार प्रणाली से पुनः वापस जोड़ दिया जाता है। वे पहले की तरह काम करने लगते हैं। इसके बाद वक्षास्थि को मजबूत तारों से सिल दिया जाता है। आखिर में त्वचा पर टाँके लगा दिए जाते हैं। ऑपरेशन पूरा होने में प्रायः तीन से चार घंटे का समय लग जाता है।

ऑपरेशन थिएटर से रिकवरी कक्ष में

ऑपरेशन पूर्ण होने के बाद मरीज को रिकवरी कक्ष में ले जाया जाता है। यहाँ उसे अगले 24 से 48 घंटे तक रखा जाता है। डॉक्टर, नर्स और दूसरा प्रशिक्षित स्टाफ मरीज की हालत पर पूरी नजर रखते हैं।

दवाओं और संवेदनहारी का असर खत्म होते ही मरीज को होश आने लगता है। पर वह शुरू में पूरे होशोहवास में नहीं होता। कुछ मरीज तो यह जानना चाहते हैं कि उनका ऑपरेशन कब किया जाएगा।

जब मरीज पूरे होश में आ जाता है, तो वह पाता है कि उसके शरीर में कई नलियाँ और यंत्र जुड़े हुए हैं। बिस्तर से सटकर कार्डियक मानीटर लगा होता है। उसकी तारें इलैक्ट्रोड्स के जरिए मरीज की छाती पर लगी होती हैं। इससे दिल का ई.सी.जी. और हृदय-गति निरंतर रिकार्ड होते रहते हैं।

किसी एक धमनी में एक केन्यूला (नली) डली रहती है, जो मरीज के रक्तचाप का पता देती रहती है। इससे जरूरत के समय खून का नमूना भी जाँच के लिए लिया जा सकता है। दूसरा केन्यूला गर्दन की शिरा में डला रहता है। यह शिरा के भीतर का दाब बताता रहता है। ये दोनों केन्यूला ऑपरेशन के एक-दो रोज बाद निकाल दिए जाते हैं।

मरीज की छाती में दो ट्यूब भी डली होती हैं। इनसे छाती के भीतर इकट्ठा हो रहा द्रव बाहर आता रहता है। इन्हें भी ऑपरेशन के 24 से 48 घंटे बाद निकाल दिया जाता है।

ऑपरेशन के पूरे होने पर छाती बंद करने से पहले सर्जन दिल की सतह पर दो पेसमेकर की तारें भी लगाकर छोड़ देता है। ये तारें छाती की त्वचा पर टाँका लगाकर अस्थायी पेसमेकर से जोड़ दी जाती हैं। यदि दिल की धड़कन

किसी समय अनियमित हो जाती है, तो उस पर नियंत्रण पाने के लिए इसका इस्तेमाल किया जाता है।

पहले 16 से 24 घंटे तक रोगी की साँस-नली में एक नली (एंडोट्रेकिअल ट्यूब) भी डली रहती है। यह साँस लेने में मदद करती है। इसे रेस्पिरेटर यंत्र से जोड़कर रखा जाता है। जब रोगी खुद साँस लेने के काबिल हो जाता है, तो रेस्पिरेटर हटा दिया जाता है। कुछ मरीजों में यह स्थिति आने में कुछ अधिक दिन भी लग सकते हैं।

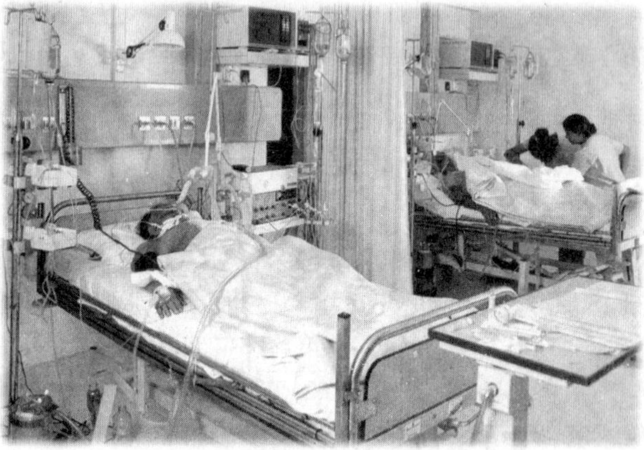

बायपास ऑपरेशन के बाद गहन देखरेख कक्ष में

जब तक साँस की ट्यूब श्वास नली में रहती है, बातचीत करना, खाना-पीना संभव नहीं होता। इसके निकाले जाने के बाद कुछ समय तक गले में खराश रहती है और आवाज भारी रहती है। लेकिन धीरे-धीरे सब सामान्य हो जाता है।

मुँह और नाक पर एक ऑक्सीजन मास्क लगा दिया जाता है, ताकि ऑक्सीजन पर्याप्त मात्रा में मिलती रहे। इस दौरान मरीज को पूरा खाना-पीना नस के जरिए ही दिया जाता है। दर्द महसूस न हो, इसके लिए दवा दी जाती है। पर फिर भी थोड़ी-बहुत तकलीफ तो होती ही है।

कुछ मरीजों को अजीबोगरीब सपने भी आते हैं और मन गफलत में रहता है। यह प्रभाव अस्थायी होता है और इससे मरीज के रिश्तेदारों को चिंतित नहीं होना चाहिए।

पोस्ट-ऑपरेटिव वार्ड में

अक्सर दूसरे या तीसरे ही दिन मरीज रिकवरी रूम से आई.सी.यू. में ले जाया जाता है। यहाँ दो-एक दिन रखने के बाद सब कुछ ठीक-ठाक होने पर उसे पोस्ट-ऑपरेटिव वार्ड में (ऑपरेशन के बाद जिस वार्ड में रोगी स्वास्थ्यलाभ करते हैं) शिफ्ट कर दिया जाता है।

अब वह अपने-आप खा-पी सकता है। पहले उसे बैठने, फिर खड़े होने और चलने की अनुमति भी मिल जाती है। पहले की तरह उसे श्वास-व्यायाम जारी रखने होते हैं। फेफड़ों में बलगम जमी न रहे, इसलिए सूँघने के लिए भाप दी जाती है।

इस दौरान कभी-कभी दिल की धड़कन असामान्य भी महसूस हो सकती है। इसके लिए डॉक्टर दवाएँ दे देते हैं। सब कुछ अगर अपेक्षा के अनुसार सामान्य चलता रहा, तो तकरीबन 10 दिन के बाद मरीज को अस्पताल से छुट्टी दे दी जाती है।

घर लौटने पर

घर का अपनापन और सुकून तो घर ही दे सकता है। दुनिया की कोई भी दौलत और शानो-शौकत उसका मुकाबला नहीं कर सकते। जिस मन के घावों पर कोई भी मरहम या दवा बेअसर होती है, उसकी दवा सिर्फ एक भरा-पूरा घर ही होती है। और एक मरीज जब अपने घर की दहलीज पर लौटता है तो उसमें सब कुछ ठीक-ठाक हो जाने का आत्मबल भी लौट आता है जो स्वस्थ जीवन जीने की पहली शर्त होती है। फिर धीरे-धीरे खुद-ब-खुद सब कुछ ठीक-ठाक होने लगता है—पहले जैसा।

पर शुरू में काफी कमजोरी महसूस होती है। बिस्तर से उठने, स्नान करने और कपड़े पहनने में ही थकान हो जाती है। यह कमजोरी दरअसल ऑपरेशन के कारण नहीं होती, बल्कि मांसपेशियों के सुस्त पड़ जाने से होती है। उनकी ताकत धीरे-धीरे लौटती है। इसके लिए हिम्मत बनाए रखना जरूरी होता है। मन की शांति आवश्यक होती है। पहले हफ्ते से ही घर के छोटे-मोटे कामों में हाथ बँटाना शुरू किया जा सकता है। मसलन बगीचे या गमलों में पानी देना, खाने की मेज सजाना और साफ करना आदि-आदि। पर ऐसे किसी भी काम की मनाही है जिससे टाँकों पर जोर पड़ता हो। चार किलो से ज्यादा का वजन

उठाना, खिसकाना या खींचना इसीलिए मना है। यह मनाही सिर्फ छह-आठ हफ्ते की होती है।

आराम का पूरा ध्यान रखना होता है। रात में पूरे आठ घंटे की नींद लें। दोपहर में भी कुछ देर सोएँ। बीच-बीच में जरूरत के मुताबिक आराम करते रहें।

डॉक्टर की अनुमति रहने पर आठवें-दसवें दिन से सैर के लिए जाना भी शुरू किया जा सकता है। हर रोज 50 मीटर बढ़ाते हुए महीना पूरा होने तक एक मील की सैर कर लेना काफी होता है। इसके लिए समतल सतह पर सहज रूप से चलना होता है, भागना-दौड़ना नहीं। इतनी ही सैर सुबह और शाम दोनों वक्त की जा सकती है।

शुरू के दिनों में मन कई बार विचलित भी होता है। लगता है कि स्वास्थ्य में प्रगति बहुत धीरे-धीरे हो रही है, समय कहीं ठहर-सा गया। कभी बहुत गुस्सा आता है, तो कभी अनायास ही मन हताशा और चिंता में डूब जाता है। पर पूर्ण रूप से स्वस्थ होने के लिए हिम्मत नहीं हारनी होती। यह समझना जरूरी है कि हर चीज अपना समय लेती है। अपनी समस्याएँ, मन की चिंताएँ-दुविधाएँ अपने परिवारजनों, मित्रों और फेमिली डॉक्टर या सर्जन के सामने स्पष्ट करने से मन काफी हल्का होता है।

कभी-कभार स्वयं अपने पारिवारिक सदस्य भी दिक्कत पैदा करते हैं कि 'यह न करो, वह न करो, यह या वह तुम्हारे लिए ठीक नहीं !' इससे रोगी का मनोबल टूटता है। इसीलिए रोगी की सेहत में जल्दी-से-जल्दी सुधार के लिए उसके परिवारजनों की सहनशीलता और समझदारी की भी अहम भूमिका है।

जब तक मरीज की अस्पताल से छुट्टी होती है, छाती और टाँग के जख्म सूख जाते हैं। लेकिर अगर रोगी की टाँग की शिरा निकाली गई है, तो कुछ दिन तक उसके पैर में सूजन रह सकती है। आराम करते वक्त पैर ऊपर उठाकर रखने और चलते समय टाँग पर क्रैप-बैंडेज बाँधने से सूजन कम हो जाती है। लेकिन टाँग में चीरे के स्थान पर अगर कोई स्राव दिखे, लाली या सूजन आ जाए, तो अपने डॉक्टर को जरूर दिखाएँ और उसकी हिदायतों का पूरा पालन करें।

बायपास सर्जरी के बाद भी कुछ दवाएँ लेते रहना जरूरी होता है। खून में थक्के बनने की क्रिया पर अंकुश बनाए रखने के लिए एस्प्रिन की एक गोली रोजाना लेनी होती है। यह प्रायः पूरी उम्र चलती है। शुरू में कुछ हृदय औषधियाँ भी दी जाती हैं लेकिन जैसे-जैसे आराम मिलता है, उन्हें बंद कर दिया जाता

है। यदि पहले से मधुमेह और (या) उच्च रक्तचाप की दवाएँ चल रही हों तो उन्हें जारी रखा जाता है।

एक-डेढ़ महीने के बाद कार चलाना भी शुरू किया जा सकता है। पर ज्यादा भीड़-भाड़वाले इलाकों में जाना ठीक नहीं रहता। सार्वजनिक यातायात से भी आया-जाया जा सकता है, लेकिन भीड़वाली गाड़ियों से बचना होता है।

मन-बहलाव के लिए दोस्तों के यहाँ आना-जाना, कोई साफ-सुथरा सिनेमा देखना, पिकनिक पर जाना या परिवार के साथ हँसना-खेलना सेहत के लिए फायदेमंद है।

डेढ़-दो महीने के बाद प्रायः कामकाज पर लौटा जा सकता है। पर व्यवसाय ऐसा न हो कि बहुत दौड़-धूप करनी पड़े और हमेशा तनाव बना रहे। हो सके तो शुरू में आधे दिन तक ही दफ्तर में बैठें और फिर धीरे-धीरे समय बढ़ाते जाएँ।

जब इतनी ताकत लौट आए कि एक-दो मील की सैर के बाद या दो मंजिल सीढ़ियाँ चढ़ने पर थकान महसूस न हो और साँस न फूले, तो यह माना जा सकता है कि दांपत्य-सुख भोगने में कोई हर्ज नहीं। सहवास में लगभग इतनी ही ऊर्जा की जरूरत होती है। इसके बारे में मन में कोई चिंता नहीं रखनी चाहिए।

अस्पताल से लौटने के बाद समय-समय पर डॉक्टरी जाँच के लिए जाना जरूरी होता है। पहली भेंट के बाद ही सर्जन रोगी की देखरेख का दायित्व कार्डियोलॉजिस्ट (हृदयरोग विशेषज्ञ) को सौंप देता है। इसके बाद समय-समय पर कुछ जाँच-परीक्षण किए जाते हैं जिनसे हृदय-क्षमता की प्रगति स्पष्ट होती रहती है।

कोरोनरी बायपास सर्जरी का मकसद जीवन को भरा-पूरा और स्वस्थ बनाना है। पर वह रोग की जड़ों को दूर नहीं करती। इसीलिए यह जरूरी है कि गलत आदतें त्यागकर और स्वास्थ्यवर्धक जीवन-शैली अपनाकर जीवन को नए सिरे से शुरू किया जाए। खान-पान, अचार-व्यवहार और सोच-विचार में स्वास्थ्य के अनुरूप तब्दीलियाँ लाना जरूरी है। इस बारे में हम इस पुस्तक में पहले ही चर्चा कर चुके हैं। लक्ष्य यही होता है कि हृदय रोग पैदा करनेवाले कारणों को दूर रखा जाए। बायपास सर्जरी की सार्थकता भी इसी बात पर निर्भर करती है वरना कुछ वर्षों में ही दिल की दूसरी कोरोनरी धमनियाँ और नई लगाई गई धमनियाँ और ग्राफ्ट भी बंद हो सकते हैं। यानी पूरी तरह

एहतियात न बरतने पर दुबारा से बायपास करवाने की नौबत आ सकती है।

ऑपरेशन से हुआ फायदा धीरे-धीरे ही मालूम पड़ता है। कोरोनरी धमनियों में रक्त-प्रवाह बढ़ने से छाती में फिर दर्द नहीं उठता और सामान्य जीवन जिया जा सकता है।

स्वास्थ्यलाभ करते समय यदि छाती में जाना-पहचाना दर्द उठे, तो जुबान के नीचे सार्बिट्रेट की गोली रखकर आराम करना जरूरी होता है। यदि दर्द इसके 15 मिनट बाद भी शांत न हो, तो मरीज को दुबारा से अस्पताल ले जाना जरूरी हो जाता है। अस्पताल में उसकी पूरी जाँच करके यह देखा जाता है कि दर्द क्यों उठा और उसके शीघ्र इलाज के लिए क्या-क्या जरूरी है।

बढ़ते अनुभव और तकनीकी प्रगति के साथ बायपास ऑपरेशन के नतीजों में निरंतर सुधार आ रहा है। आम मामलों में ऑपरेशन की मृत्यु-दर घटकर एक फीसदी से भी कम हो गई है। पर अधिक पेचीदा मामलों में जिनमें बाएँ वेंट्रिकल की कार्य-क्षमता बहुत घट चुकी होती है या आपातकालीन ऑपरेशन करना जरूरी होता है या मरीज की उम्र 70 वर्ष से ज्यादा है, तब जोखिम बढ़ जाता है। उस हाल में मृत्यु-दर दो से पाँच फीसदी तक जा पहुँचती है। सर्जन की कुशलता और अनुभव का भी नतीजों पर असर पड़ता है। लेकिन किसी रोगी में कितने ग्राफ्ट लगाए गए, इसका जोखिम से कोई संबंध नहीं होता।

कामयाब ऑपरेशन के बाद 85 से 90 प्रतिशत रोगी ऐंजाइना से पूरी तरह मुक्त हो जाते हैं या उनकी तकलीफ काफी हद तक दूर हो जाती है।

अध्ययनों में यह भी देखा गया है कि ऑपरेशन के पाँच वर्ष बाद 90 से 95 प्रतिशत रोगी ठीक-ठाक होते हैं। दस वर्ष बाद भी 85 से 90 प्रतिशत जीवनयापन तो करते होते हैं लेकिन कुछ में ऐंजाइना के लक्षण दुबारा प्रकट होने लगते हैं।

ऑपरेशन से आयु भी बढ़ती है। यह लाभ खासतौर से उन मामलों में देखा जाता है, जो शुरू से पेचीदा होते हैं, उनकी बाईं कोरोनरी धमनी रुकी होती है, तीन कोरोनरी धमनियों का रोग होता है या बाएँ वेंट्रिकल की कार्य-क्षमता कम होती है। जिनमें सिर्फ एक या दो कोरोनरी धमनियाँ ही बंद होती हैं और दवाओं से रोग नियंत्रण में होता है, उनमें बायपास ऑपरेशन करने से उम्र नहीं बढ़ती।

बायपास ऑपरेशन की नई युक्तियाँ

बीते कुछ वर्षों से हार्ट सर्जन बायपास ऑपरेशन करने के लिए नई तरकीबें भी आजमा रहे हैं। दिल तक पहुँचने के लिए पूरी छाती खोलने की बजाय छोटा-सा चीरा देकर दिल की जरूरी क्षेत्र तक पहुँचने की कई विधियाँ विकसित की गई हैं। इसका सबसे बड़ा लाभ यह है कि घाव जल्दी भर जाता है और शारीरिक सौंदर्य भी नहीं बिगड़ता।

साधारण बायपास ऑपरेशन में दिल को ऑपरेशन के समय शरीर की रक्त संचार प्रणाली से अलग कर दिया जाता है और उसकी धड़कन को दवा देकर शांत कर दिया जाता है। ऐसे समय में दिल और फेफड़ों का कार्यभार हार्ट-लंग मशीन उठाती है। तय है इसकी अपनी जटिलताएँ हैं और इस पर काफी खर्च भी आता है। पर इसका लाभ यह है कि सर्जन आराम से शांत हृदय पर ग्राफ्टिंग कर सकता है। किंतु अब जैसे-जैसे इस शल्यविधि में महारत बढ़ी है, सर्जनों ने धड़कते हुए हृदय पर भी ग्राफ्ट लगाना सीख लिया है। यह शल्यतकनीक ही बिटिंग हार्ट या ऑफ-पंप बायपास ऑपरेशन है जो ठीक से चुने गए हृदय रोगियों में काफी संतोषजनक परिणाम दे रहा है। इसका सबसे बड़ा लाभ यह है कि मरीज को हार्ट-लंग मशीन पर नहीं डालना पड़ता जिससे रक्त की भी बचत हो जाती है और कुछ पेचीदगियाँ होने का भी जोखिम नहीं रहता।

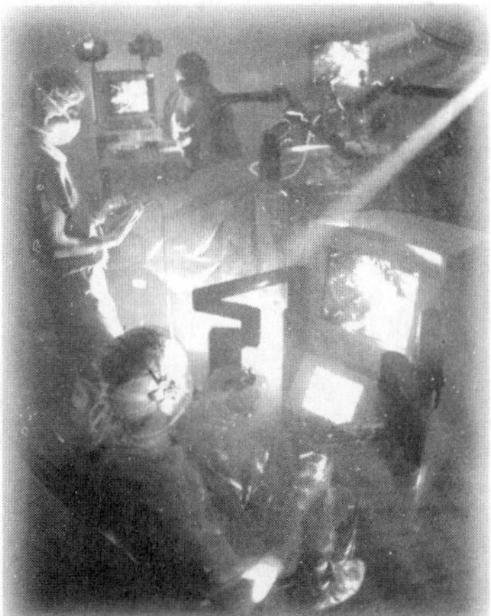

रोबोटिक सर्जरी

वर्तमान रोबोटिक युग में रोबोट हमारे दिल के काम न आएँ, यह भला कैसे संभव है ! रोबोट की बिल्कुल सटीक और सूक्ष्मता से काम कर पाने की दक्षता का लाभ उठाते हुए अब हार्ट सर्जन रुग्ण हृदय पर ग्राफ्ट लगाने के लिए भी रोबोटिक सर्जरी करने लगे हैं। सर्जन अपने ज्ञान और अनुभव के आधार पर रोबोट को निर्देश देता है पर रोबोट ही सर्जरी की सूक्ष्मतर क्रियाओं को पूरा करता है। यह रोबोटिक सर्जरी भी हमारे देश के कुछ बहुत उन्नत और साधन-संपन्न हृदय सर्जरी केंद्रों में उपलब्ध है।

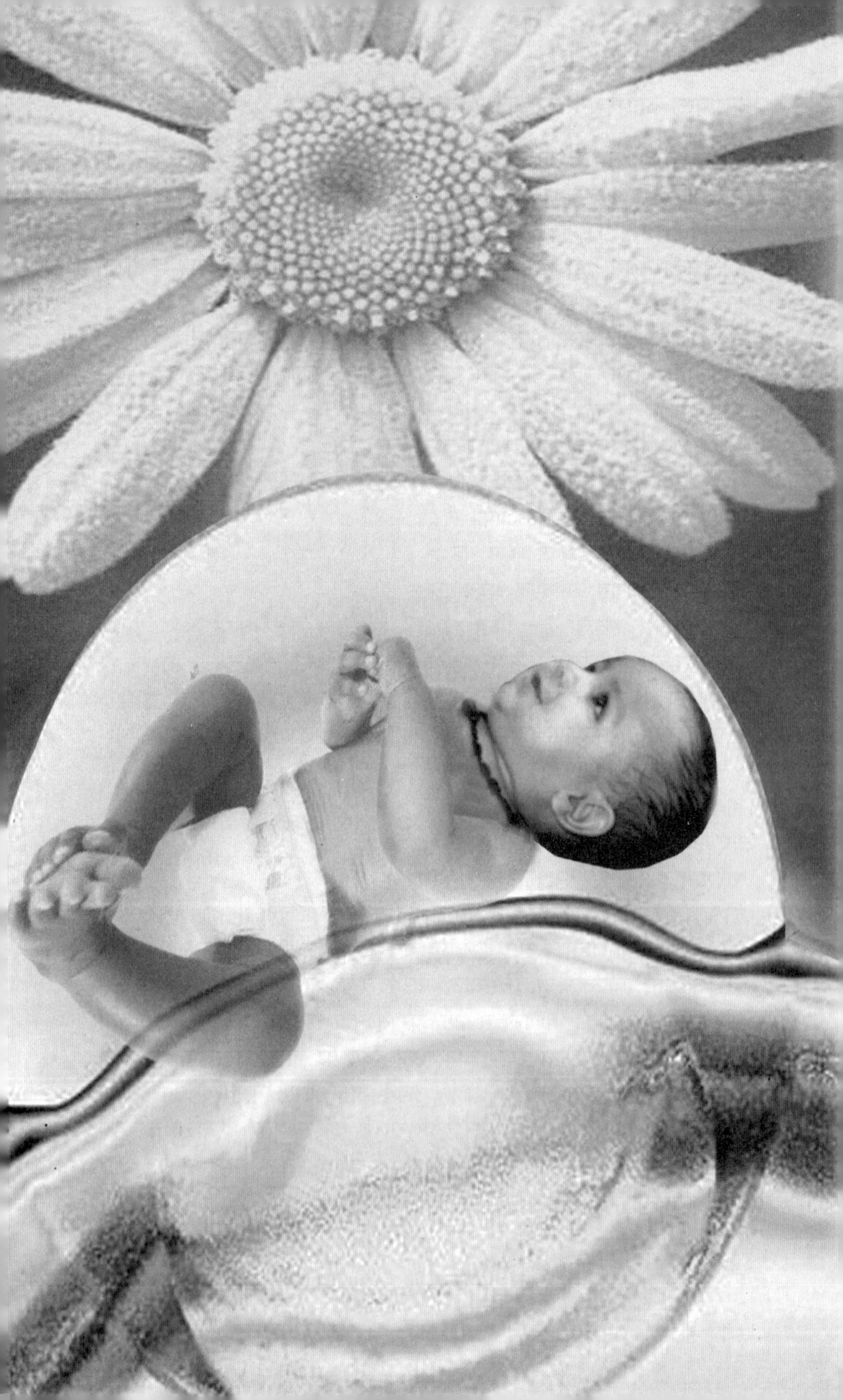

3

बचपन के और वाल्व-संबंधी रोग

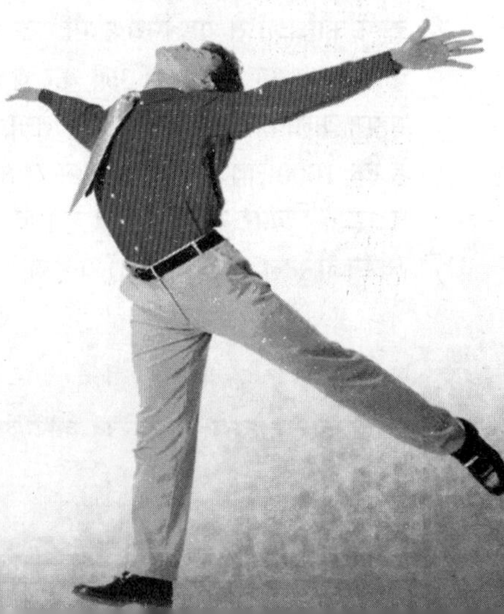

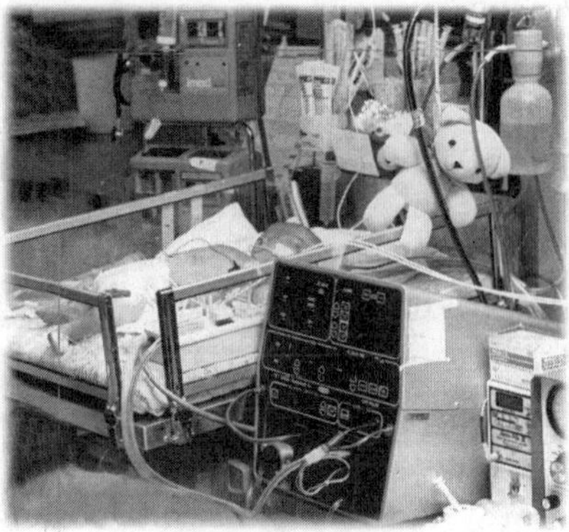

जन्मजात हृदय विकार

कुदरत की लीला अपरंपार है। उसके तमाम रहस्यों को बूझ पाना यूँ सागर की मचलती लहरों को गिनने जैसा है। फिर भी प्रकृति की तमाम अबूझ पहेलियों को मनुष्य हाथ पर हाथ धरे नहीं देखता रहा। उसकी तिलिस्मी दुनिया को बेपर्द करने की कोशिशें हमेशा बेकार भी नहीं गईं। यह यात्रा अंतहीन बेशक लगे, लेकिन अर्थहीन बिल्कुल नहीं। दरअसल प्रकृति के रहस्यों को बेपर्द करने की इन्हीं कोशिशों से यह मिथक भी टूटा कि भूल सिर्फ मनुष्य से ही होती है। सृष्टि का नियंता भी यदा-कदा भूल कर बैठता है ! बारीकी से देखने-परखने पर उस महान कलाकार की कुछ कलाकृतियों में भी कमी नजर आ जाती है। पता चला है कि 1000 नवजात शिशुओं में से 8-10 के नन्हे, मासूम हृदय किसी-न-किसी पैदाइशी विकार से ग्रस्त होते हैं। दिल के ये विकार ही जन्मजात हृदय विकार (कॉनजेनिटल हार्ट डिजीज) कहलाते हैं।

विकारों की जड़ें

माँ की कोख में पल-बढ़ रहा भ्रूण सिर्फ दूसरे हफ्ते में होता है कि उसके दिल के बनने की क्रिया शुरू हो जाती है। चौथे हफ्ते में पहुँचते ही उसका ट्यूबनुमा दिल धड़कने लगता है। राज की बात तो यह है कि भ्रूण में काम शुरू करनेवाला पहला अंग दिल ही होता है। पर चार खानों के जिस दिल से हम परिचित हैं, उसके बनने में समय लगता है। भ्रूण का यह दिल तब्दीलियों की कई अवस्थाओं से गुजरकर अपने पूरे रूप में उभरता है। भ्रूण-विकास की इस प्रक्रिया में अगर किसी भी तरह की कोई खलल पड़ती है तो दिल की बनावट में कोई खामी रह सकती है, दिल का विकास अधूरा रह सकता है या उसमें कुछ उलट-पुलट हो सकती है। बहुत-से जन्मजात हृदय-विकार इसी तरह पैदा होते हैं। गर्भावस्था की पहली तिमाही में माँ को जर्मन मिजल्स (रुबेला) हो जाने पर 71 फीसदी मामलों में बच्चे का दिल ठीक से नहीं बन पाता। शरीर के दूसरे अंगों में भी तरह-तरह की विकृतियाँ आ जाती हैं। लेकिन कुछ मामलों में तो माताएँ अपनी नासमझी से ही बच्चे के लिए संकट पैदा कर लेती हैं। गर्भकाल में माँ द्वारा बगैर डॉक्टर की सलाह से ली गई दवाएँ, मदिरापान, नशीली दवाओं का सेवन और विकिरण के दुष्प्रभाव से भ्रूण का सामान्य विकास रुक सकता है और उसमें किसी भी किस्म की विकृतियाँ पैदा हो सकती हैं। माँ अगर मधुमेही है तो उसके बच्चे में असामान्य दिल होने की आशंका आम माँओं के बच्चों की तुलना में पाँच गुना बढ़ जाती है। लेकिन प्रायः बात अपने हाथ में भी नहीं होती और कोई गुणसूत्रीय (क्रमोजोमल) अवगुण ही भ्रूण में दिल को ठीक से नहीं बनने देता। माँ खुद जन्मजात हृदय-विकार से पीड़ित हो या उसकी किसी पहली संतान में कोई विकार हो, तो उसकी पुनरावृत्ति की आशंका हल्की-सी बढ़ जाती है। कुछ के मुताबिक रक्त-संबंधियों—जैसे मामा-भांजी, या चचेरे-ममेरे भाई-बहनों के विवाह से हुई संतानों में भी जन्मजात विकार ज्यादा होते है। हालाँकि यह भी सच है कि कई देशों या देश के हिस्सों में और विशेष समुदायों में इस किस्म के विवाहों की परंपरा बहुत पुरानी है।

कई बार गर्भ में दिल बिल्कुल ठीक बनने के बावजूद जन्म के बाद दिल में कमी आ जाती है। ये कमियाँ सामान्य तौर पर जन्म के बाद खुद बंद हो जानेवाले दिल या धमनियों के कुछ रास्तों के खुले रहने से उपजती हैं। इन का बच्चे की रक्त-संचार प्रणाली की संरचना से सीधा संबंध है, जो गर्भकाल में अलग और जन्म के बाद अलग होती हैं। गर्भ में बच्चे को ऑक्सीजन माँ से

मिलती है। नाल पर ऑक्सीजन विलय से शुद्ध हुआ रक्त, नाभि-शिरा से निम्न महाशिरा और वहाँ से दिल के दाएँ अलिंद में पहुँचता है। दोनों अलिंदों के बीच की दीवार में बने रास्ते से शुद्ध रक्त बाएँ अलिंद में पहुँच जाता है। फिर बायाँ निलय इसे ग्रहण कर महाधमनी में पंप कर देता है। इसी तरह शरीर के ऊपरी हिस्से से आया रक्त ऊर्ध्व महाशिरा के रास्ते दाएँ अलिंद और वहाँ से बाएँ निलय में पहुँचता है। लेकिन गर्भ में शिशु के फेफड़े चूँकि रक्त-संचार प्रणाली से कटे होते हैं इसलिए दाएँ निलय से आया रक्त फुप्फुस धमनी और फिर फुप्फुस धमनी व महाधमनी को जोड़ती अंतर्धमनीय वाहिनी (डक्टस आरटरियोसिस) से सीधे महाधमनी में पहुँच जाता है। यानी कुदरत ने उस विशेष स्थिति में कुछ ऐसे रास्ते ईजाद किए जो फेफड़ों को बायपास करते हुए रक्त-संचार को बिल्कुल दुरुस्त रखते हैं। बच्चे के जन्म लेते ही चूँकि ये परिस्थितियाँ बदल जाती हैं इसलिए जीवित रहने के लिए उसे ऑक्सीजन खुद जुटानी पड़ती है। यह काम अब उसके फेफड़े करते हैं इसलिए अशुद्ध खून का वहाँ तक पहुँचना जरूरी हो जाता है। इसके साथ फेफड़ों को बायपास करनेवाले रास्ते—दाएँ अलिंद से बाएँ अलिंद का रास्ता और अंतर्धमनीय वाहिनी—खुद ही बंद हो जाते हैं। नाभि-शिरा और नाभि-धमनी की भी जरूरत नहीं रहती। फेफड़ों के भीतर फुप्फुस धमनियों का जाल खुलने से एक नया रक्त-संचार चक्र अस्तित्व में आ जाता है। लेकिन दुर्भाग्यवश इस तरह के सामान्य परिवर्तन कुछ बच्चों में नहीं हो पाते। जो रास्ता खुद-ब-खुद बंद हो जाना चाहिए, उसके बंद न होने से सारा का सारा रक्त-संचार चक्र गड़बड़ा जाता है।

तरह-तरह के विकार

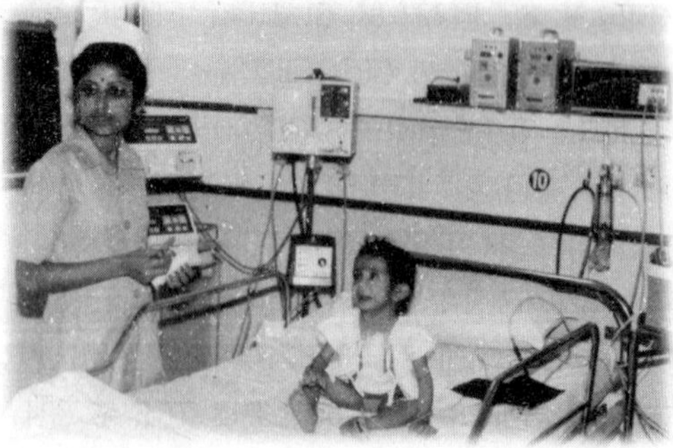

बच्चों के जन्मजात हृदय विकार कई किस्म के हो सकते हैं। कुछ तो शैशवावस्था या बाल्यावस्था में ही स्पष्ट हो जाते हैं, पर कुछ का बहुत समय तक पता ही नहीं चलता। जब कभी कोई समझदार और अनुभवी डॉक्टर बच्चे के दिल पर आला

रखकर उसकी ध्वनि को ध्यान से सुनता है, तभी विकार के संकेतों या उसकी मौजूदगी का आभास होता है। कुछ बच्चे तो दिल में विकार छुपाए बड़े भी हो जाते हैं तब तकलीफ होने पर भीतरी विकार का पता चलता है।

सायनोटिक हृदय-विकार

बचपन में प्रकट होनेवाले ऐसे कई विकार हैं, जिनमें बच्चे के शरीर में ऑक्सीजन-युक्त शुद्ध रक्त की कमी होती है। बच्चे के बदन में खासतौर से होंठ और नाखून नीले पड़ जाते हैं। रोने या जोर लगाने पर नीलापन बढ़ जाता है और बच्चा बिल्कुल सुस्त पड़ जाता है। कुछ बच्चों में समय-समय पर ऑक्सीजन की इतनी अधिक कमी हो जाती है कि दौरे (फिट) तक पड़ने लगते हैं। कुछ अपनी तकलीफ दूर करने के लिए ऐसे समय उकड़ूँ बैठना सीख जाते हैं, इससे उन्हें साँस लेने में कम परेशानी होती है। पर जरा-सा खेलना-कूदना भी इन बच्चों के लिए मुश्किल होता है। दम फूलने लगता है। पसीना भी बहुत आता है। उम्र के साथ वजन भी नहीं बढ़ता। पर कुछ माता-पिता इतने स्पष्ट लक्षणों के बावजूद उनकी तकलीफ की गंभीरता नहीं समझ पाते। कुछ सोचते हैं कि बच्चा शिव-अवतार है चूँकि उसका बदन नीला है। इस समूह के हृदय-विकारों को सायनोटिक हृदय रोग कहा जाता है। इनमें सबसे बड़ी तादाद टेट्रालॉजी ऑफ फैलोज की होती है। सायनोटिक हृदय रोग के लगभग 80 फीसदी मामले इसी के होते हैं। महाधमनी और फुप्फुस धमनियों का हृदय से उलटा जोड़ (ट्रांसपोजिशन ऑफ ग्रेट आर्टरिज), दाएँ पंप के दो वाल्वों में से एक का होना ही नहीं, फुप्फुस शिराओं का उलट-पुलट जोड़ जैसे आधे दर्जन से ज्यादा जटिल विकार बाकी 20 फीसदी में होते हैं।

दिल के भीतर के छेद

बाल्य हृदय विकारों में सबसे आम है—दिल के बाएँ और दाएँ पंप के बीच असामान्य रास्तों से शुद्ध खून का बार-बार अशुद्ध खून में मिलना। इस स्थिति में शरीर को पर्याप्त मात्रा में शुद्ध खून देने के लिए दिल को बहुत काम करना पड़ता है। दिल के दोनों निचले खानों के बीच छूटा छेद (वेंट्रिकूलर सेप्टल डिफेक्ट) इन विकारों में सबसे आम है। दिल के दोनों ऊपरी खानों के बीच और

फुप्फुस धमनी और महाधमनी के बीच गर्भकाल में यों भी रास्ते होते हैं। अगर जन्म के बाद भी पहला रास्ता बना रहे तो उसे एट्रिअल सेप्टल डिफेक्ट (ए.एस.डी.) और दूसरे के बने रहने को पर्सिस्टेंट डक्टस आर्टरियोसिस (पी.डी.ए.) कहा जाता है। इन तीनों विकारों में बदन नीला नहीं पड़ता। लेकिन वेंट्रिकूलर सेप्टल डिफेक्ट (वी.एस.डी.) होने पर बच्चे को फेफड़ों का बार-बार इंफेक्शन होता रहता है। ऐसे बच्चे को दूध पीते हुए या घुटनों के बल चलते हुए काफी पसीना आता है। दूध पीते वक्त वह बोतल से बार-बार मुँह छुड़ा लेता है। थोड़ा बड़े होने पर उसकी साँस फूलने लगती है और वह जल्दी थक जाता है। ये दिल की घटती कामकाजी क्षमता के लक्षण हैं। बच्चे को पी.डी.ए. होने पर छाती में मशीन चलने की-सी आवाज भी सुनाई दे सकती है।

वाल्व और महाधमनी के विकार

जन्मजात हृदय-विकारों का तीसरा वर्ग उन विकारों का है जो सामान्य रक्त-प्रवाह में अड़चन डालते हैं। दोनों निलय के निकास पर बने अलग-अलग वाल्व में से एक का सँकरापन (आओर्टिक या पलमोनरी स्टीनोसिस) और महाधमनी के किसी एक हिस्से का सँकरापन (कोआर्कटेशन ऑफ आओर्टा) इसी वर्ग के विकार हैं। इनमें प्रायः बच्चे के शारीरिक परीक्षण के बाद ही रोग का पता चलता है।

जाँच-परीक्षण

बाल हृदय के ज्यादातर विकारों में शारीरिक जाँच से ही शक की बुनियाद मजबूत होती है और तहकीकात करने का फ़ैसला लिया जाता है। जाँच-परीक्षा की जाती है जिसमें छाती का एक्स-रे और ई.सी.जी. सबसे बुनियादी जाँच हैं। पर बड़े अस्पतालों में इकोकार्डियोग्राफी और डॉपलर जाँच भी एकदम कर ली जाती हैं। इन जाँचों से ज्यादातर विकार कुशल और अनुभवी डॉक्टर की पकड़ में आ जाते हैं। पर कुछेक मामलों में रोग की सही-सही जानकारी पाने के लिए बच्चे की कार्डियक केथेटराइजेशन और ऐंजियोकार्डियो-ग्राफी करनी जरूरी होती है।

उपचार के उपाय

शल्योपचार ही ज्यादातर जन्मजात हृदय-विकारों का कारगर इलाज है। अगर समय से विकार को ऑपरेशन द्वारा दूर कर दिया जाए, तो बच्चा अपनी सामान्य उम्र पा लेता है। अतः जैसे ही विकार का पता चले और ऑपरेशन ही उपचार का जरिया निश्चित हो, तो उसमें अनावश्यक देरी करना ठीक नहीं होता। झाड़-फूँक, गंडे-ताबीज, पीर-फकीर, साधु-संतों का प्रसाद या भभूति और 'शर्तिया' देशी दवाओं के चक्कर में न तो अपना समय और पैसा ही गँवाएँ और न बच्चे की अमूल्य जिंदगी से खिलवाड़ करें। इनसे विकार कभी भी दूर नहीं होते, यह समझना सबसे जरूरी है। उनमें समय गँवाकर ऑपरेशन की कामयाबी की संभावनाओं को हम स्वयं और अधिक घटा लेते हैं।

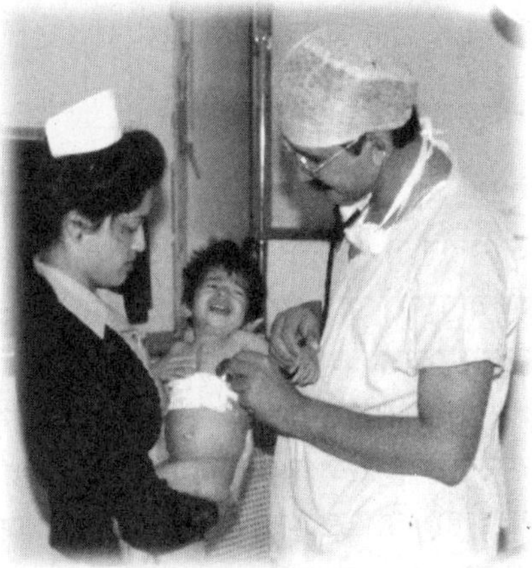

कुछ विकारों का अब बिना ऑपरेशन किए भी इलाज होने लगा है। दिल के भीतर छोटा-सा वी.एस.डी. या ए.एस.डी. होने पर या छोटे से पी.डी.ए. में असामान्य रास्ता या छेद बंद करने के लिए एक विलक्षण तकनीक काम में लाई जा रही है। धमनी में कैथेटर के जरिए बंद छाते जैसे उपकरण को असामान्य रास्ते पर खोलकर छोड़ दिया जाता है ताकि खुला हुआ रास्ता बंद हो जाए। ऐसा करने से रक्त-संचार सामान्य हो जाता है। इसी तरह बैलून कैथेटर का उपयोग कर वाल्व और महाधमनी का सँकरापन भी दूर किया जा सकता है।

लेकिन अधिकांश मामलों में अब भी बच्चे को हृदय विकार से निजात दिलाने के लिए ओपन हार्ट सर्जरी का ही सहारा लेना पड़ता है। शैशवावस्था में भी पूरी कामयाबी के साथ ऑपरेशन किया जा सकता है। एक बार ऑपरेशन का निर्णय हो जाने पर उचित यही होता है कि बच्चा माता-पिता का यह समझदारी-भरा फैसला न सिर्फ इलाज की दृष्टि से बल्कि बच्चे के विकास की दृष्टि से भी बेहतर साबित होता है। बच्चा स्कूल जाने की उम्र में पहुँचे इससे

पहले ही उसका ऑपरेशन करा दिया जाए।

छोटे वी.एस.डी. में यह संभावना बनी रहती है कि बच्चे के बढ़ने के साथ दोनों निलयों के बीच का छेद स्वयं बंद हो जाएगा। एक-चौथाई मामलों में माता-पिता का यह सपना सच हो भी जाता है। पर यह इंतजार तभी तक वाजिब है जब तक कि डॉक्टर उसकी सलाह दे।

तरह-तरह के ऑपरेशन

ए.एस.डी. और वी.एस.डी. में असामान्य रास्ते को बंद करने के लिए हृदय सर्जन आमतौर से डेक्रान नामक रेशेदार झिल्ली का पैबंद लगाते हैं। पी.डी.ए. में शल्योपचार और भी सरल है। इसमें अंतर्धमनीय वाहिनी पर धागे की गाँठ कसकर उसे बंद कर दिया जाता है।

महाधमनी के सँकरेपन (कोआर्कटेशन ऑफ अओटा) में सँकरे हिस्से को काटकर सामान्य व्यासवाले हिस्से से जोड़ा जाता है। अगर सँकरा हिस्सा बहुत बड़ा हो तो उसे पूरा करने के लिए टेफलोन या डेक्रान का टुकड़ा लगाया जाता है। सँकरे वाल्व को ठीक करने के लिए भी ऑपरेशन का ही सहारा लेना पड़ता है।

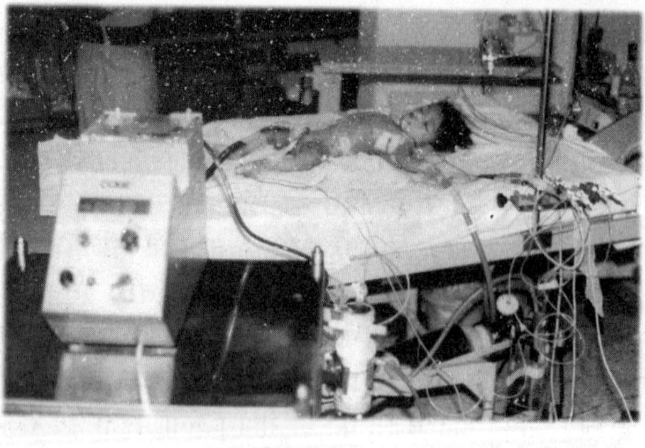

टेट्रालॉजी ऑफ फैलोज का ऑपरेशन सचमुच एक चुनौती है। इसमें चार विकार एक साथ पाए जाते हैं : पलमोनरी वाल्व की सिकुड़न, वी.एस.डी., दाएँ निलय की पेशियों की बढ़ोतरी और महाधमनी का अपनी ठीक जगह पर न

होना। यह विकार जितना जटिल है, इसका ऑपरेशन भी उतना ही मुश्किल है। प्रायः उसे दो चरणों में किया जाता है। बच्चे का कष्ट कुछ कम करने के लिए शुरुआती जीवन में ही एक ऐसा रास्ता बना दिया जाता है जो फेफड़ों तक खून पहुँचाता रहता है। फिर बाद में बड़ा ऑपरेशन करके दिल को सामान्य बनाने की कोशिश होती है। यह ऑपरेशन जोखिम-भरा होता है।

महाधमनी और फुप्फुस धमनियों के दिल से उलटे जुड़े होने पर जीवन तभी संभव होता है जब दाएँ और बाएँ पंप के बीच कोई रास्ता हो। बड़े अस्पतालों में इसीलिए इन बच्चों के दिल में बैलून-कैथेटर पहुँचाकर दोनों अलिंदों के बीच का रास्ता और चौड़ा कर दिया जाता है। फिर बाद में एक जटिल ऑपरेशन से दोनों धमनियों के कनेक्शन ठीक किए जाते हैं और अलिंद के बीच का रास्ता बंद कर दिया जाता है।

ऑपरेशन के परिणाम

शल्योपचार में दिनोदिन हो रही प्रगति के साथ अब ज्यादातर हृदयविकारों को दूर कर पाना संभव हो गया है। लेकिन ऑपरेशन की कामयाबी विकार की जटिलता, सर्जन की काबिलियत और अस्पताल में मिली देखरेख पर निर्भर करती है। सरल विकारों, जैसे ए.एस.डी. और पी.डी.ए. में ऑपरेशन का खतरा नहीं के बराबर है, लेकिन टेट्रालॉजी ऑफ फैलोज में जोखिम लगभग 10 प्रतिशत रहता है।

हरेक विकार में ऑपरेशन न करवाने पर तरह-तरह की जटिलताएँ पैदा हो जाती हैं। उम्र तो घटती ही है, जिंदगी का जीना भी मुश्किल हो जाता है। कुछ विकारों में बचपन में ही मौत हो जाती है, तो कुछ में वयस्क जीवन तक गाड़ी जैसे-तैसे खिंचती है।

लेकिन अब तक अपने देश के सिर्फ कुछ ही हृदय शल्य चिकित्सा केंद्रों में बच्चों की हृदय सर्जरी की जा रही है। इसे और व्यापक स्तर पर उपलब्ध कराना हमारा नैतिक और राष्ट्रीय दायित्व है।

रोकथाम के उपाय

जन्मजात हृदय विकारों की रोकथाम के लिए कारगर उपाय बहुत जरूरी हैं।

हरेक लड़की को रुबेला का टीका देना, रक्तसंबंधियों में विवाह की प्रथा पर सामाजिक रोक लगाना और भावी माताओं को गर्भावस्था की सभी अवस्थाओं तथा जच्चा-बच्चा के लिए निर्णायक समझी जानेवाली सावधानियों से परिचित कराना सबसे बड़ा मानव धर्म है। राष्ट्रीय स्वास्थ्य की चिंता अन्य विकास-कार्यों से किसी भी अर्थ में कम नहीं हो सकती। पर इस दुखद स्थिति के लिए हम किसे जिम्मेदार ठहराएँ कि स्वास्थ्य और संस्कृति की बुनियादी शिक्षा हमारे पाठ्यक्रम में अभी भी नदारद है !

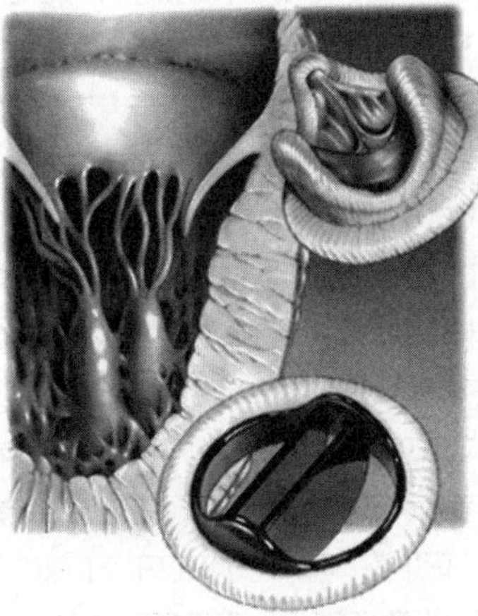

बीमार बचपन
र्‍युमेटिक हार्ट

दिल की बीमारियों में दूसरा प्रमुख स्थान र्‍युमेटिक हृदय रोग का है। हमारे देश में इसके मरीजों की तादाद बहुत बड़ी है। कुछ सर्वेक्षणों के मुताबिक भारत में यह रोग व्यापक रूप से फैला है और इससे पीड़ित रोगियों की संख्या प्रति एक हजार 1.0 से 3.9 है।

यह मूल रूप से दिल के वाल्व का रोग है। इसमें दिल के एक या अधिक वाल्व खराब हो जाते हैं। या तो वाल्व का घेरा इतना सँकरा हो जाता है कि उससे खून गुजर पाना मुश्किल हो जाता है या फिर वाल्व पूरा बंद नहीं हो पाता और रिसने लगता है। यह दोनों ही स्थितियाँ दिल के लिए बुरी होती हैं। और इनका असर पूरे दिल पर पड़ता है। खून के दौरे में आई अड़चन के बावजूद, दिल की पेशियाँ खून पंप करते रहने की पुरजोर कोशिश में जुटी रहती हैं। दिल का काम बढ़ जाता है। पर जैसे-जैसे रोग बढ़ता है, एक सीमा के बाद दिल सिर्फ थकता ही नहीं है, बल्कि हार भी मानने लगता है।

रोग की शुरुआत

र्यूमेटिक हृदय रोग की शुरुआत बचपन में ही हो जाती है। शुरू में यह मामूली-सी दिखनेवाली गले की बीमारी होती है। स्ट्रेप्टोकोकाई-ए नामक बैक्टीरिया के संक्रमण से गला खराब होता है या टांसिल सूज जाते हैं और बुखार आता है। इससे तो बच्चा निजात पा लेता है, लेकिन एक से तीन हफ्ते बाद कोई 3 फीसदी मामलों में बच्चे को र्यूमेटिक बुखार हो जाता है। अचानक ही एक या ज्यादा जोड़ों में दर्द, सूजन और जकड़न महसूस होती है। बुखार होता है, पसीना आने लगता है और दिल की धड़कन बहुत तेज हो जाती है। पर कुछ बच्चों में लक्षण इतने स्पष्ट नहीं होते, उन्हें सिर्फ थकान महसूस होती है और लगता है जैसे शरीर स्वस्थ नहीं।

र्यूमेटिक बुखार से उपजा जोड़ों का दर्द खास किस्म का होता है। पहले एक जोड़ में दर्द और सूजन होती है, वह ठीक होने को होता है, तो तकलीफ दूसरे किसी जोड़ में पहुँच जाती है। दूसरा ठीक होने को होता है, तो फिर तीसरा जोड़ पकड़ में आ जाता है। इस तरह यह तकलीफ शरीर के बड़े जोड़ों–घुटनों, टखनों, कंधों और कलाई के जोड़ों में घूमती रहती है। लेकिन गठिया की दूसरी किस्मों के विपरीत, इस रोग से जोड़ पर कोई स्थायी बुरा असर नहीं पड़ता। हर जोड़ कुछ समय बाद अपने-आप ठीक भी हो जाता है।

र्यूमेटिक बुखार का सबसे गहरा आघात दिल पर पड़ता है। उसका हर हिस्सा सूज जाता है। गंभीर मामलों में यह सूजन इतनी ज्यादा होती है कि दिल अचानक डूबने लगता है और बच्चे का जीवन ही संकट में होता है। पर ज्यादातर मामलों में हालात इतने नाजुक नहीं होते, यद्यपि यह रोग दिल के एक या ज्यादा वाल्व पर अपनी छाप छोड़ ही जाता है। वाल्व की तंतु-पेशियाँ जकड़ जाती हैं और वाल्व के खुलने-बंद होने की प्रणाली बिगड़ जाती है।

यह क्षति हर रोगी में एक-सी नहीं होती। न ही वाल्व की विकृति एक जैसी-होती है। कुछ में वाल्व के तंतु इस तरह जकड़ जाते हैं कि वाल्व सँकरा हो जाता है। इसे वेल्वयूलर स्टीनोसिस कहते हैं। दूसरों में वाल्व में इस तरह की खराबी आ जाती है कि वह ठीक से बंद नहीं हो पाता और खून उसके पार जाकर वापस लौटने लगता है। इसे वेल्वयूलर रिगर्जीटेशन कहा जाता है।

इन विकृतियों के लक्षण पूरी तरह काफी देर में प्रकट होते हैं। पहली बार आया र्यूमेटिक बुखार कितने समय तक रहा और कितना उग्र था, इससे वाल्व की तंतु-पेशियों को कितना नुकसान पहुँचा, उसके बाद यह बुखार कितनी बार

आया, इससे दिल में कितनी सूजन आई, वाल्व पर कैल्शियम का जमाव कितनी तेजी से हुआ और वाल्व की तंतु-पेशियों के सख्त होने की रफ्तार कितनी तेज रही, इससे ही यह तय होता है कि रोग कितने समय में बढ़कर प्रकट होगा। कुछ मामलों में रोग की गति इतनी तेज होती है कि जीवन के पहले 10 वर्ष भी पूरे नहीं हुए होते कि रोग दिखने लगता है। लेकिन ज्यादातर मामलों में रोग का पता 20 वर्ष की उम्र के आस-पास ही चलता है।

र्‍यूमेटिक बुखार के शुरुआती दौर में शरीर में जगह-जगह, जहाँ-जहाँ हड्डियाँ उभरी हुई होती हैं, जैसे कोहनी, टाँग, सिर के पिछले हिस्से और रीढ़वाले भाग में, छोटी-छोटी गाँठें उभर आ सकती हैं।

कुछ मरीजों में कई हफ्तों के बाद मस्तिष्क पर भी बुरा असर पड़ता है। मांसपेशियों के बीच संतुलन नहीं रहता, उठना-बैठना, चलना-फिरना, बात कर पाना तक असंभव-सा हो जाता है। मांसपेशियाँ बेतुके ढंग से तुड़ने-मुड़ने लगती हैं। मन भी काफी अशांत हो उठता है। इसे 'सिडनहेम का कोरिया' कहते हैं।

पर अपनी-अपनी मियाद पूरी कर र्‍यूमेटिक बुखार के सभी लक्षण और तकलीफें दूर हो जाती हैं; सिर्फ दिल के वाल्व में आई विकृति बची रहती है जो समय के साथ र्‍यूमेटिक हृदय रोग का रूप अख्तियार कर लेती है।

जीवन-स्तर और र्‍यूमेटिक हार्ट

रोग-विज्ञानियों के मुताबिक र्‍यूमेटिक बुखार का रोगी के सामाजिक जीवन-स्तर से काफी गहरा ताल्लुक है। कम संपन्न देशों में यह रोग ज्यादा देखा जाता है, वहीं संपन्न देशों में इसके मामले संपन्नता के साथ-साथ कम होते पाए गए हैं।

यूँ गरीबी ही अपने-आपमें सबसे बड़ा रोग है। इसकी रचना ईश्वर से अधिक स्वयं मनुष्य ने की है। जहाँ बड़े-बड़े परिवार तंग बस्तियों में एक ही छत के नीचे साँस लेते हैं, मकानों में न हवा होती है न रोशनी, चारों तरफ गंदगी फैली रहती है, डाक्टरी सुविधाएँ सहज उपलब्ध नहीं होतीं, वहाँ स्ट्रेप्टोकोकाई बैक्टीरिया को फैलने-पनपने की अनुकूल स्थितियाँ मिल जाती हैं। यही वजह है कि गरीबी से घिरी सामाजिक व्यवस्थाओं में र्‍यूमेटिक बुखार के मामले अधिक होते हैं।

ज्ञान की कमी और सीमित साधनों के कारण भी लोग इस रोग से बचने के लिए रोकथाम के सार्थक प्रयास नहीं कर पाते। गला खराब होने पर शुरू

में ही ऐंटिबायोटिक दवा दे देने से न सिर्फ बच्चा खुद र्‍यूमेटिक बुखार से बच जाता है, बल्कि बैक्टीरिया के दूसरे लोगों में फैलने पर भी अंकुश लगता है। र्‍यूमेटिक बुखार में भी आराम करने और सूजन दूर करनेवाली दवाएँ लेने से तकलीफ कम की जा सकती है। र्‍यूमेटिक बुखार फिर बार-बार न हो, इसके लिए भी बचावकारी उपाय अपनाते रहना जरूरी होता है।

बीमार दिल के रुग्ण वाल्व

र्‍यूमेटिक हृदय रोग दिल के वाल्व का रोग है। इसमें पलमोनरी वाल्व को छोड़ दिल का कोई भी वाल्व या एक से ज्यादा वाल्व खराब हो जाते हैं।

सबसे ज्यादा मामले माइट्रल वाल्व के बिगड़ने के होते हैं। यह वाल्व दिल के बाईं तरफ ऊपर और नीचे के खानों के बीच स्थित होता है।

माइट्रल स्टीनोसिस

माइट्रल वाल्व में पैदा हुई सिकुड़न को माइट्रल स्टीनोसिस कहते हैं। जब तक वाल्व में ज्यादा सिकुड़न नहीं होती, तब तक यह बहुत तकलीफ नहीं देता, मगर रोगी जब कभी ज्यादा मेहनत का काम करता है, उत्तेजित होता है, उसे बुखार होता है या उसके बदन में खून की कमी हो जाती है, तो दिल की धड़कन बढ़ जाती है। इसी प्रकार कोई रोगी स्त्री यदि गर्भवती हो जाती है, तो सँकरे वाल्व के कारण उसके फेफड़ों की सूक्ष्म रक्त-वाहिकाओं में खून का दबाव बढ़ जाता है, इससे उसे साँस लेने में दिक्कत होती है और खाँसी आने लगती है। फिर वाल्व की सिकुड़न जैसे-जैसे बढ़ती जाती है, वैसे-वैसे रोगी की कामकाजी क्षमता घटती जाती है। धीरे-धीरे रोग के बढ़ने पर जरा-सा काम करना भी मुश्किल हो जाता है। साँस उखड़ने लगती है। रात में बिस्तर पर लेट पाना दूभर हो जाता है। लेटते ही खाँसी आने लगती है और साँस लेने में मुश्किल होती है। खाँसी में यदा-कदा खून भी आ सकता है।

दिल की धकड़न अनियमित हो जाए, तो तकलीफ अचानक ज्यादा हो जाती है। कुछेक रोगियों में रक्त-प्रवाह में असंतुलन आ जाने से कभी-कभी खून के कतरे (इम्बोलाई) भी बनने लगते हैं। इनके किसी धमनी में फँसने से शरीर के उस अंग में खून का दौरा रुक जाता है। इससे मस्तिष्क, गुर्दे, तिल्ली और

फेफड़े जैसे महत्त्वपूर्ण अंग आहत हो सकते हैं। कोई 10 फीसदी मरीजों की छाती में दर्द भी उठता है। कुछ में निमोनिया और ब्रांकाइटिस बार-बार होते रहते हैं।

माइट्रल स्टीनोसिस के कुछ मरीजों में वाल्व में सँकरापन आने के साथ-साथ वाल्व ठीक से बंद भी नहीं हो पाता। इसे माइट्रल स्टीनोसिस विद माइट्रल रिगर्जीटेशन कहा जाता है।

माइट्रल रिगर्जीटेशन

कई मरीजों में सिर्फ वाल्व ठीक से बंद न हो पाने का ही रोग होता है। इस विशुद्ध माइट्रल रिगर्जीटेशन में खून की थोड़ी-थोड़ी मात्रा बाएँ निलय से वापस बाएँ अलिंद में आती रहती है। इसीलिए बायाँ निलय पूरा खून महाधमनी में पंप नहीं कर पाता। इसके कारण मरीज थोड़ा काम करने पर ही थकान महसूस करने लगता है। लेकिन जैसा कि माइट्रल स्टीनोसिस की स्थिति में होता है, वैसे इस बार मरीज की साँस नहीं उखड़ती। रोग जब बहुत बढ़ जाता है, तभी उसे यह दिक्कत होती है।

माइट्रल स्टीनोसिस और माइट्रल रिगर्जीटेशन दोनों ही में जब रोग बहुत बढ़ जाता है, तब दिल हिम्मत हारने लगता है और उसकी कामकाजी क्षमता घटने लगती है। फेफड़ों में पानी भर जाता है और दिल का दायाँ पंप भी ठीक से काम नहीं कर पाता। इससे स्थिति बेहद नाजुक बन जाती है। इसे हार्ट-फेल्यूर कहते हैं।

माइट्रल वाल्व की ही तरह, दिल के बाईं तरफ के निचले खाने का आओर्टिक वाल्व भी र्‍युमेटिक हृदय रोग के कारण खराब हो सकता है। यह वाल्व इस खाने (यानी कि बाएँ निलय) के निकास-द्वार पर स्थित होता है।

आओर्टिक स्टीनोसिस

आओर्टिक वाल्व में सिकुड़न आ जाने को आओर्टिक स्टीनोसिस कहा जाता है। इसमें दिक्कत तब तक महसूस नहीं होती जब तक वाल्व का मुँह सिकुड़कर एक-तिहाई से कम नहीं हो जाता। इसीलिए यह विकार मरीज के वयस्क हो जाने पर ही प्रकट होता है। इसमें लक्षणों की शुरुआत प्रायः असामान्य थकान

और साँस चढ़ने से होती है जिसकी वजह से मरीज अपनी गतिविधियाँ घटाने के लिए लाचार हो जाता है। बाद में उसे शारीरिक कामकाज करने पर सीने में ऐंजाइना का दर्द उठने लगता है। ज्यादा मेहनत करने पर वह कुछ देर के लिए अचेत भी हो सकता है। ज्यादा देर तक बेहोश रहने पर दौरे भी पड़ सकते हैं और अचानक मौत भी हो सकती है।

आओर्टिक रिगर्जीटेशन

आओर्टिक रिगर्जीटेशन का पहला लक्षण दिल की धकड़नों को असमान रूप से बढ़ते हुए महसूस करना है। ऐसा लगता है कि दिल बेतहाशा भागा जा रहा है। यह लक्षण बाईं करवट लेकर लेटने पर ज्यादा महसूस होता है। मरीज को कई साल तक सिर्फ़ इसी तरह की शिकायत रहती है। लेकिन दिल की ताकत जब धीरे-धीरे घटने लगती है, तब काम करने पर साँस भी फूलने लगती है। इसके बाद सीधे लेटने पर भी साँस उखड़ने लगती है। छाती में ऐंजाइना का दर्द उठ सकता है। रात में खूब जोरों का पसीना आता है और लेटे-लेटे अचानक सीने में दर्द उठ सकता है।

आओर्टिक वाल्व की दोनों ही स्थितियों में एक समय के बाद दिल का बायाँ पंप विपरीत परिस्थितियों में काम करते-करते इतना थक जाता है कि काम ही नहीं कर पाता। इससे हार्ट-फेल्युर हो जाता है।

र्यूमेटिक हृदय रोग के कुछ रोगियों में माइट्रल और आओर्टिक दोनों वाल्वों की विकृतियाँ एक साथ भी पाई जाती हैं। इनमें प्रायः दोनों के मिले-जुले लक्षण पाए जाते हैं। पर कई बार एक ही वजह से दूसरे के लक्षण छिप भी जाते हैं।

ट्राइक्सपिड स्टीनोसिस

बहुत इक्के-दुक्के मामलों में दिल के दाईं ओर का ट्राइक्सपिड वाल्व भी सँकरा हो सकता है। इन मरीजों में माइट्रल वाल्व अक्सर पहले से ही सिकुड़ा हुआ होता है।

कुछ माइट्रल वाल्व के मरीजों में खून के ठीक से आगे न बढ़ने के कारण ट्राइक्सपिड वाल्व स्वस्थ होते हुए भी पूरी तरह से बंद नहीं हो पाता। इसे फंक्शनल ट्राइक्सपिड रिगर्जीटेशन कहा जाता है।

जाँच-परीक्षण

र्‍युमेटिक हृदय रोग के ज्यादातर मरीजों में वाल्व की विकृति का निदान मुश्किल नहीं होता। बहुत-से मामलों में तो लक्षण प्रकट होने से पहले ही यह पता चल जाता है कि वाल्व में क्या कमी आ गई है। डॉक्टर स्टेथोस्कोप से हृदय की ध्वनि सुनकर भी इस कमी का पता कर सकते हैं। हरेक वाल्व की अलग-अलग बीमारी में अलग-अलग ध्वनि सुनाई पड़ती है।

छाती के एक्स-रे और इलैक्ट्रो-कार्डियोग्राम (ई.सी.जी.) में भी खास किस्म की तब्दीलियाँ देखी जा सकती हैं। पर रोग के सही निदान और पूरी जानकारी पाने के लिए प्रायः इको-कार्डियोग्राफी की मदद ली जाती है। अल्ट्रासाउंड की मदद से हृदय के चारों खानों और खुलते-बंद होते वाल्वों की हू-ब-हू जीती-जागती तस्वीरें ली जा सकती हैं। इससे वाल्व में आई खराबी के बारे में पता लगने के साथ-साथ दिल पर आए उसके दुष्प्रभाव की भी पूरी जानकारी मिल जाती है।

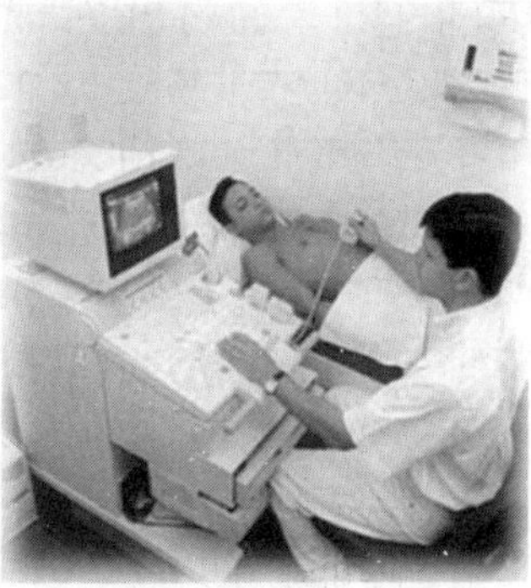

इकोकार्डियोग्राफी से हृदय वाल्व की जाँच

बीते कुछ सालों में इको-कार्डियोग्राफी में तरह-तरह के उन्नत प्रयोग भी हुए हैं। कलर डॉपलर की मदद से हृदय के भीतर रक्त-प्रवाह का सूक्ष्मता से निरीक्षण किया जा सकता है। इसी प्रकार ट्रांसइसोफ़ैजीअल इको-कार्डियोग्राफी में मुँह से खाने की नली में ट्रांसड्यूसर उतारकर हृदय की जाँच बिल्कुल करीब से की जा सकती है।

उपचार

र्‍युमेटिक हृदय रोग में उपचार का मूल लक्ष्य रोग को काबू में रखना है। डॉक्टर की यह कोशिश होती है कि र्‍युमेटिक बुखार फिर से न आए और जहाँ तक हो सके दिल ठीक से काम करता रहे। दिल के वाल्व में आई विकृति दवाओं से दूर नहीं की जा सकती।

हरेक मरीज के लिए यह जरूरी होता है कि वह हर महीने बेंजाथीन पैनसिलीन का टीका लगवाता रहे। यह टीका उसे स्ट्रेप्टोकोकाई-ए बैक्टीरिया

से बचाए रखता है। अतः इसे लगवाते रहने से र्‍यूमेटिक बुखार फिर से नहीं होता। यह एहतियात न बरतने से र्‍यूमेटिक बुखार दुबारा होने का खतरा हमेशा बना रहता है और दिल कहीं ज्यादा आहत हो सकता है। र्‍यूमेटिक हृदय रोगियों में इसकी आशंका स्वस्थ लोगों की तुलना में कहीं ज्यादा होती है। जिन मरीजों को पैनसिलीन माफिक नहीं आती, वे इसके बदले डॉक्टरी सलाह से सल्फा या कोई दूसरी ऐंटिबायोटिक दवा ले सकते हैं।

जब रोग के लक्षण प्रकट हो जाते हैं, तब राहत पाने के लिए मरीज को अपनी शारीरिक गतिविधियों पर अंकुश लगाना पड़ता है, खान-पान में नमक घटाना पड़ता है और दिल की कामकाजी क्षमता बढ़ाने के लिए डॉक्टरी सलाह से दवाएँ लेनी पड़ती हैं। इन दवाओं में डिजोक्सीन, बीटा-ब्लाकर्स और मूत्र की मात्रा बढ़ानेवाली (डाइयूरेटिक) दवाएँ प्रमुख हैं। जिन मरीजों में खून के कतरे (इम्बोलाई) बनने की आशंका ज्यादा होती है, उन्हें ऐंटिकोएगुलेंट दवा दी जाती है ताकि यह खतरा न रहे। यह दवा खून के जमने की क्रिया को रोकती है। कुछ मरीजों में ऐंजाइना के दर्द को दूर करने के लिए नाइट्रोग्लीसरीन दवा देना जरूरी होता है।

इन दवाओं के सहारे मरीज का जीवन तो चलता रहता है, पर समय के साथ रोग ज्यादा तकलीफदेह बनता जाता है। हार्ट-फेल्युर के लक्षण बहुत बढ़ जाने पर अस्पताल में भर्ती होना पड़ता है। कष्ट तो हर समय बना ही रहता है और जीवन पर संकट और गहरा जाता है।

इसीलिए बेहतर यही होता है कि रोग की उग्रता बढ़ने से पहले, जब डॉक्टर ऑपरेशन की सलाह दे तो इसे नजरअंदाज न किया जाए। हालाँकि ऑपरेशन की अपनी कमियाँ हैं, पर समय से ऑपरेशन करवा लेने से जिंदगी जीने लायक बन जाती है। ज्यादातर मरीजों के लिए ऑपरेशन जीवनदायी साबित होता है।

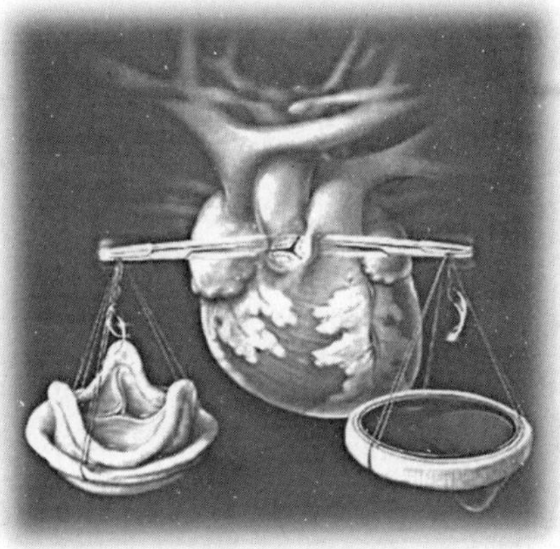

वाल्व के ऑपरेशन

दिल के रुग्ण कपाटों (वाल्व) को पुनर्जीवित करने के लिए आजकल हृदय सर्जरी में कई तकनीकें प्रचलित हैं। एक सफल शिल्पी के समान, हार्ट सर्जन बीमार वाल्व की जकड़ी हुई तंतु-पेशियों को तराशकर नया स्वस्थ रूप दे सकते हैं। इससे वाल्व के खुलने-बंद होने की प्राकृतिक गति लौट आ सकती है और दिल फिर पहले की तरह ठीक से काम करने लगता है। कुछ मामलों में ऑपरेशन की भी जरूरत नहीं पड़ती। सँकरे हुए वाल्व को जाँघ से डाली गई खास गुब्बारा जड़ित नली से ही खोल दिया जाता है। वाल्व यदि ज्यादा ही खराब हो और मरम्मत के लायक नहीं हो, तब भी इसका विकल्प है। रुग्ण वाल्व को हटाकर उसकी जगह पर नया वाल्व लगा दिया जाता है।

इन नायाब तकनीकों के सहारे हृदय-वाल्व की रुग्णता से पीड़ित रोगी फिर से नया जीवन पा लेता है। रक्त-प्रवाह पूर्ववत् सामान्य हो जाने से, थका-हारा दिल पुनः राहत की साँस लेता है और सुचारु रूप से काम करने लगता है।

लेकिन ऑपरेशन की कामयाबी बहुत कुछ इस पर निर्भर करती है कि ऑपरेशन समय से किया जाए। देर करने से ऑपरेशन न सिर्फ ज्यादा जटिल

हो जाता है, बल्कि जान का जोखिम भी बढ़ जाता है।

ऑपरेशन कब ?

ऑपरेशन का फैसला मरीज की हालत को देखते हुए या वाल्व में आई खराबी का पूरा जायजा लेकर ही किया जाता है। मरीज को जब तक रोग से खास दिक्कत नहीं होती, ऑपरेशन नहीं किया जाता। अध्ययनों में यह देखा जा चुका है कि रोग के लक्षण प्रकट होने से पहले वाल्व का ऑपरेशन कर देने से कोई लाभ नहीं मिलता।

माइट्रल स्टीनोसिस में वाल्व का घेरा जब सिकुड़कर एक वर्ग सेंटीमीटर से कम रह जाता है, तब ऑपरेशन करना जरूरी समझा जाता है। मरीज के सामान्य जीवन में रोग तब अड़चन पैदा करने लगता है। सीढ़ियाँ चढ़ने पर मरीज का दम फूलने लगता है या शाम तक वह खुद को बहुत थका हुआ महसूस करता है।

माइट्रल रिगर्जीटेशन में माइट्रल वाल्व पूरी तरह बंद नहीं हो पाता। उसके हर समय खुले रहने से रक्त बाएँ निलय से रिसकर बाएँ अलिंद में लौटता रहता है। इन मरीजों में ऑपरेशन का निर्णय लक्षणों के आधार पर किया जाता है। दवाओं के बावजूद मरीज जब सामान्य काम-काज करने लायक नहीं रहता, तब उसका ऑपरेशन जरूरी हो जाता है। इसके बाद और देर करने से जोखिम बढ़ता जाता है।

आओर्टिक स्टीनोसिस में वाल्व का सँकरापन जब इतना बढ़ जाए कि बायाँ निलय पूरी कोशिश के बावजूद महाधमनी में थोड़ा ही खून भेज सके या वाल्व का घेरा घटकर 0.7 वर्ग सेंटीमीटर से कम रह जाए, तब ऑपरेशन करना जरूरी हो जाता है। यह तथ्य उन बच्चों और किशोरों पर भी लागू होता है, जो लक्षणमुक्त होते हैं।

आओर्टिक रिगर्जीटेशन में जैसे ही बाएँ निलय की कामकाजी क्षमता कम होने लगती है और मरीज मेहनत करने के काबिल नहीं रह पाता, ऑपरेशन जरूरी हो जाता है।

याद रखने लायक खास बात यह है कि एक अनुभवी हृदय-विशेषज्ञ जब ऑपरेशन की सलाह दे, तो उसे टालना नहीं चाहिए। समय से किया गया ऑपरेशन हमेशा अधिक सफल होता है।

नई-पुरानी शल्यविधियाँ

हृदय वाल्व सर्जरी में आज कई किस्म के ऑपरेशन किए जा रहे हैं। किस मामले में कौन-सा ऑपरेशन सबसे ठीक रहेगा, यह फैसला रोग के बारे में पूरी जानकारी प्राप्त करने के बाद ही किया जाता है।

मसलन माइट्रल स्टीनोसिस में जब वाल्व सिर्फ सँकरा होता है और वाल्व के तंतुबंध कठोर नहीं होते, उनमें कैल्शियम के जमने के कोई लक्षण भी नहीं होते, तब एक छोटे से ऑपरेशन से ही काम चल सकता है। इस ऑपरेशन को क्लोज्ड माइट्रल वेल्वयूलोटमी कहते हैं। इसमें मरीज को हार्ट-लंग मशीन पर नहीं डालना पड़ता और सिकुड़ा हुआ वाल्व विशेष शल्य-यंत्र से खोल दिया जाता है। लेकिन कुछ मरीजों में इस ऑपरेशन के बाद वाल्व से खून रिसने लगता है। यह सबसे सरल वाल्व-सर्जरी है और इस पर खर्चा भी कम आता है।

अत्याधुनिक हृदय चिकित्सा केंद्रों में इस काम के लिए ऑपरेशन के बजाय एक नई तकनीक भी इस्तेमाल की जा रही है। इसे बैलून वेल्वयूलोटमी कहते हैं। इसका सिद्धांत बैलून ऐंजियोप्लास्टी के समान है। जाँघ की धमनी में छोटा-सा सुराख करके एक लचीली तार भीतर डाली जाती है, जिसके सहारे एक खास गुब्बारेवाली नली (बैलून कैथेटर) माइट्रल वाल्व तक ले जाई जाती है। एक्स-रे मशीन से इस पर नजर रखी जाती है कि गाइड वायर और बैलून कैथेटर धमनी से गुजरते हुए ठीक मंजिल की तरफ बढ़ रहे हैं या नहीं। कैथेटर पर जड़ा हुआ गुब्बारा पहले पिचका हुआ होता है। लेकिन वाल्व के क्षेत्र में पहुँचने पर उसे बार-बार फुलाया जाता है। इससे सँकरे हुए वाल्व के तंतुबंध खुल जाते हैं।

लेकिन उन मामलों में, जिनमें वाल्व अपनी गतिशीलता गँवा चुका होता है, तंतुबंध में कैल्शियम जम चुका होता है या उसकी मोटाई बढ़ गई होती है, वाल्व बहुत सँकरा हो चुका होता है, या वह सँकरा होने के साथ-साथ चू भी रहा होता है, तो वाल्व की मरम्मत के लिए हृदय को खोलना पड़ता है। इसे ओपन वेल्वयूलोटमी कहा जाता है। इसके लिए मरीज की रक्त-संचार प्रणाली हार्ट-लंग मशीन से जोड़ दी जाती है और दिल को कुछ देर के लिए निष्क्रिय बना लिया जाता है। धड़कन-रहित, शांत हृदय पर काम करते हुए हार्ट सर्जन वाल्व के जकड़े हुए तंतुबंध खोल देते हैं। इससे वाल्व फिर से काम करने लग जाता है।

कई मामलों में तो वाल्व इतनी खराब हालत में होता है कि उसे स्वस्थ आकार दे पाना संभव नहीं होता। ऐसे में खराब वाल्व को निकालकर उसके स्थान पर

नया वाल्व लगाया जाता है। इस ऑपरेशन को वाल्व रिप्लेसमेंट कहते हैं।

माइट्रल रिगर्जीटेशन के ज्यादातर मामलों में वाल्व बदलने की ही जरूरत पड़ती है। सिर्फ कुछेक मामलों में ही शल्योपचार से खराब हुए वाल्व को ठीक किया जा सकता है। यह ऑपरेशन माइट्रल वेल्वयूलोप्लास्टी कहलाता है।

आओर्टिक स्टीनोसिस और आओर्टिक रिगर्जीटेशन के अधिकांश रोगियों के लिए भी वाल्व बदलना जरूरी होता है। ऐसे मामले कम ही होते हैं जिनमें विकार-ग्रस्त वाल्व को शल्य-शिल्प से स्वस्थ बनाया जा सकता है।

वाल्व का चयन

वाल्व बदलने के लिए दो किस्म के वाल्व काम में लाए जाते हैं : एक, बनावटी वाल्व, जिसे प्रोस्थेटिक वाल्व कहा जाता है। दूसरा, सूअर के दिल से निकालकर तैयार किया गया कुदरती वाल्व, जो हेटरोग्राफ्ट कहलाता है।

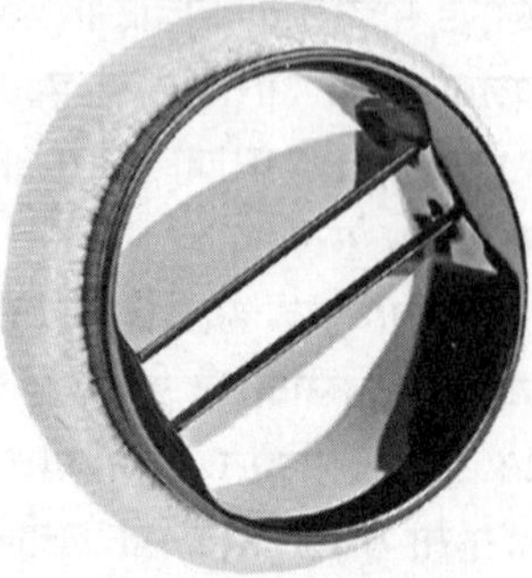

प्रोस्थेटिक वाल्व

रोपण के लिए वाल्व किसी मृतक के शरीर से नहीं लिए जाते।

प्रोस्थेटिक वाल्व और हेटरोग्राफ्ट वाल्व की अपनी-अपनी खूबियाँ और कमियाँ हैं। इनके गुणों के मुताबिक ही यह फैसला किया जाता है कि किस मरीज में कौन-सा वाल्व लगाना बेहतर होगा।

कुदरती वाल्व की कार्य-प्रणाली का अध्ययन कर ही प्रोस्थेटिक वाल्व विकसित किए गए हैं। उनकी कीमत हेटरोग्राफ्ट वाल्व से ज्यादा है, पर एक बार लग जाने पर वे प्रायः पूरी उम्र काम करते हैं। उन्हें बदलने की जरूरत नहीं पड़ती। लेकिन उनके साथ सबसे बड़ी दिक्कत यह है कि मरीज को जीवन-भर ऐंटीकोएगुलेंट (रक्त जमावरोधक) दवाएँ लेनी पड़ती हैं, जिसके साथ कई बंदिशें होती हैं।

हेटरोग्राफ्ट वाल्व के साथ यह दिक्कत नहीं होती। पर इसकी उम्र सिर्फ 10 वर्ष होती है। उसके बाद इसे बदलना पड़ सकता है। इसीलिए इसे अधिक उम्र के रोगियों में ही लगाया जाता है, कम उम्र के रोगियों में प्रोस्थेटिक वाल्व लगाना ही बेहतर समझा जाता है।

ऑपरेशन

ऑपरेशन से पहले मरीज की पूरी जाँच की जाती है। उसके हृदय और रक्त-संचार प्रणाली का पूरा-पूरा अध्ययन किया जाता है। इसके लिए छाती का एक्स-रे, इलैक्ट्रो-कार्डियोग्राम और इको-कार्डियोग्राफी की जाती है। कई हृदय चिकित्सा केंद्रों में ऐंजियो-कार्डियोग्राफी करना भी जरूरी माना जाता है।

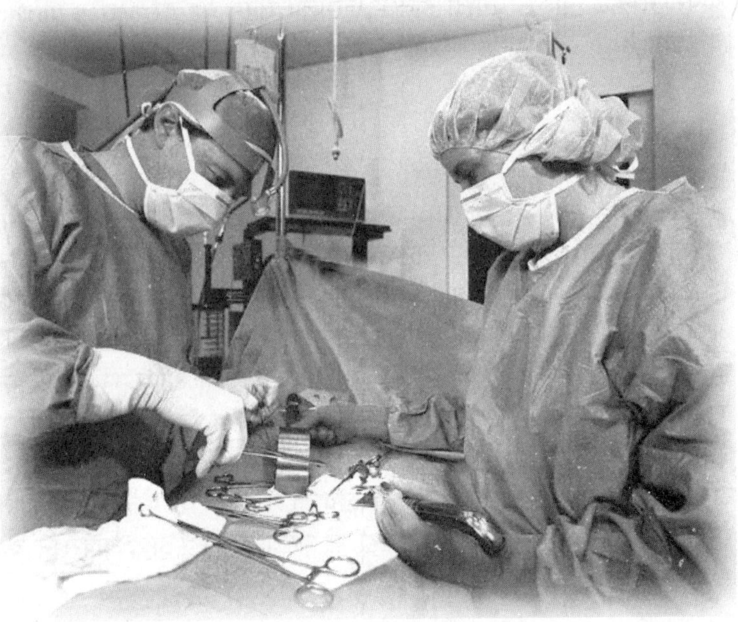

ऑपरेशन के लिए 4-6 बोतल खून की भी जरूरत होती है। इसका इंतजाम मरीज के सगे-संबंधियों और मित्रों के रक्तदान से किया जाता है।

हृदय वाल्व सर्जरी में कम-से-कम दो घंटे लगते हैं। लेकिन वाल्व बदलने का ऑपरेशन 4-5 घंटे तक चलता है। प्रायः ऑपरेशन के अगले या दूसरे दिन ही मरीज को उठने-बैठने और थोड़ा-थोड़ा चलने की अनुमति मिल जाती है। उनके लिए श्वास-व्यायाम और भाप लेना जरूरी होता है। इससे फेफड़े स्वस्थ रहते हैं।

अधिकतर रोगियों को ऑपरेशन के 10 दिन बाद अस्पताल से छुट्टी मिल जाती है। इसके बाद समय-समय पर विशेषज्ञ को दिखाना होता है। एक महीना

पूरा होने तक रोगी जीवन की मुख्यधारा में लौटने के योग्य हो जाता है।

हरेक ऑपरेशन में जीवन को खतरा तो कुछ-न-कुछ होता ही है। यह जोखिम हृदय-वाल्व सर्जरी के साथ भी होता है। उसमें रोगी की गंभीरता और ऑपरेशन की जटिलता पर ही मृत्यु-दर निर्भर करती है। वाल्व सुधार का ऑपरेशन उन्हीं मामलों में किया जाता है, जिनमें रोगी की उम्र बहुत अधिक नहीं होती। इसमें मृत्यु-दर 2 प्रतिशत से कम होती है। वाल्व बदलने के ऑपरेशन कुछ अधिक पेचीदा होते हैं, इसलिए उनमें यह दर 5 से 8 प्रतिशत हो जाती है।

ऑपरेशन की सफलता

ऑपरेशन की कामयाबी के लिए यह देखा जाता है कि ऑपरेशन के बाद रोगी का जीवन कैसा रहा और वह कितने साल तक जिया। इसके लिए ऑपरेशन से 5 से 10 वर्ष बाद के आँकड़े मिलाए जाते हैं। ऐसे ही कुछ तुलनात्मक अध्ययनों के आँकड़ों के मुताबिक माइट्रल वाल्व बदलने की सर्जरी के 10 वर्ष पूरे होने पर 70 से 75 प्रतिशत मरीज स्वस्थ थे, जबकि ऑपरेशन न करवाने पर 3 वर्ष के भीतर 50 प्रतिशत दुनिया से कूच कर गए। इसी तरह आओर्टिक वाल्व बदलने के ऑपरेशन के 8 वर्ष पूरे होने पर 65 से 70 फीसदी मरीज ठीक-ठाक थे, जबकि ऑपरेशन न करवानेवालों में 4 वर्ष के भीतर 80 प्रतिशत रोगी दुनिया से चल बसे। इन आँकड़ों से समय से किए गए ऑपरेशन की सार्थकता स्वतः सिद्ध हो जाती है।

ऑपरेशन के बाद जीवन

हृदय-वाल्व का ऑपरेशन कराने के बाद प्रत्येक मरीज को कुछ सावधानियाँ बरतनी पड़ती हैं। उसके लिए समय-समय पर डॉक्टर को दिखाते रहना और उसकी सलाह से दवाएँ लेते रहना जरूरी है। पैनसिलीन का टीका हर माह लगवाना होता है।

प्रोस्थेटिक वाल्व लगाया गया हो, तो नियम से ऐंटीकोएगुलेंट दवा लेनी होती है ताकि खून के थक्के न बनें। हर महीने खून की जाँच कराना जरूरी होता है। खेल-कूद और ऐसी गतिविधियों से बचना होता है जिनमें चोट लगने का

खतरा अधिक रहता है–जैसे फुटबॉल, हॉकी, बॉक्सिंग या कुश्ती। कहीं भी चोट लग जाने पर उसे नजरअंदाज नहीं किया जा सकता। अगर किसी दूसरे ऑपरेशन की जरूरत पड़े तो सर्जन को साफ-साफ बताना होता है कि मरीज ऐंटीकोएगुलेंट दवा ले रहा है।

हरेक रोगी को इस बात का ध्यान रखना होता है कि वाल्व पर किसी भी किस्म की बैक्टीरियल छूत न लगे। दाँतों की सफाई के प्रति पूरी तरह सजग रहें। किसी भी किस्म की दंत-चिकित्सा, जाँच-परीक्षण जिसमें उपकरण शरीर के भीतर ले जाए जाते हैं या सर्जरी कराते समय, ऐंटिबायोटिक दवा लेना जरूरी होता है।

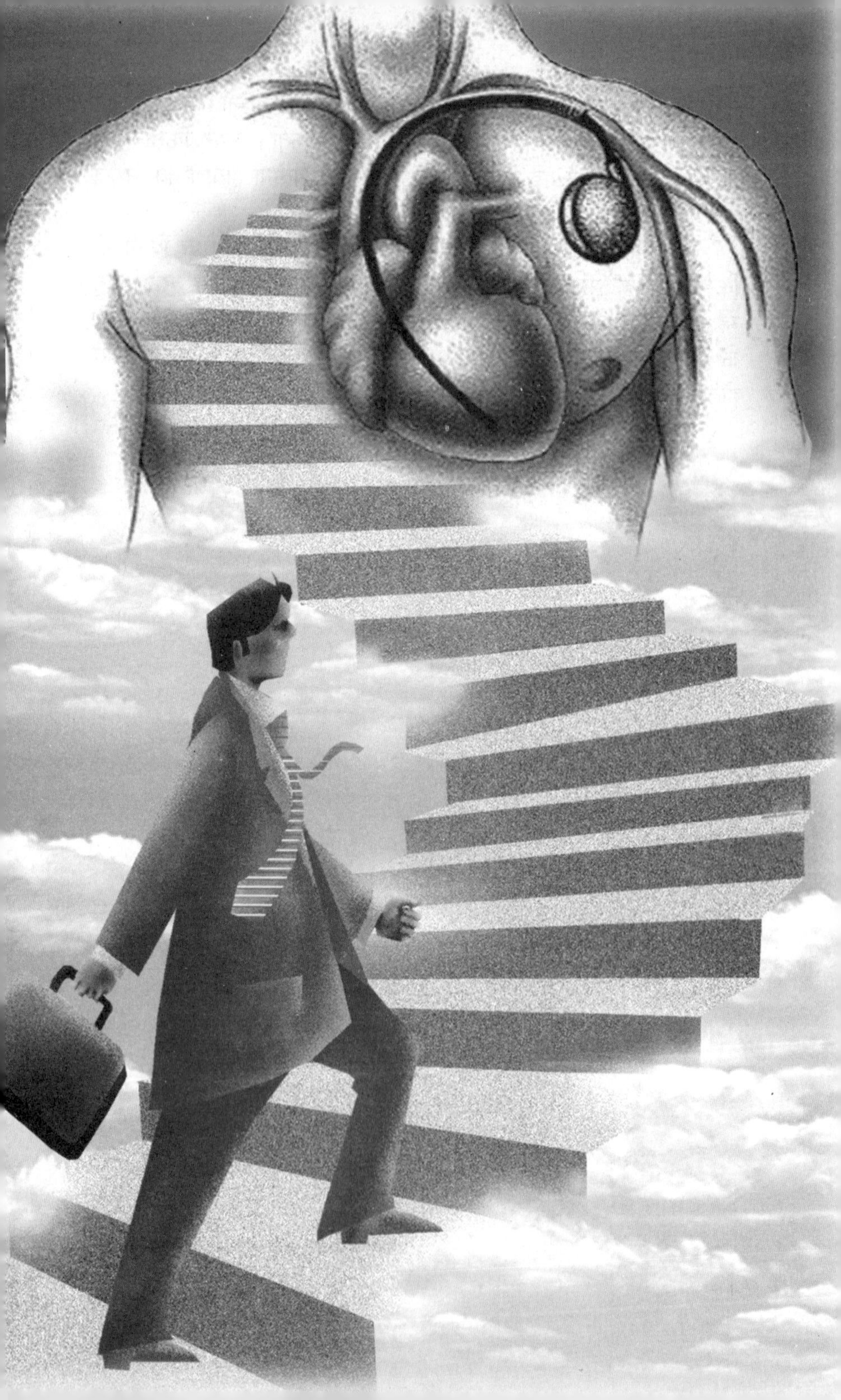

4

दिल की धड़कनें और पेसमेकर

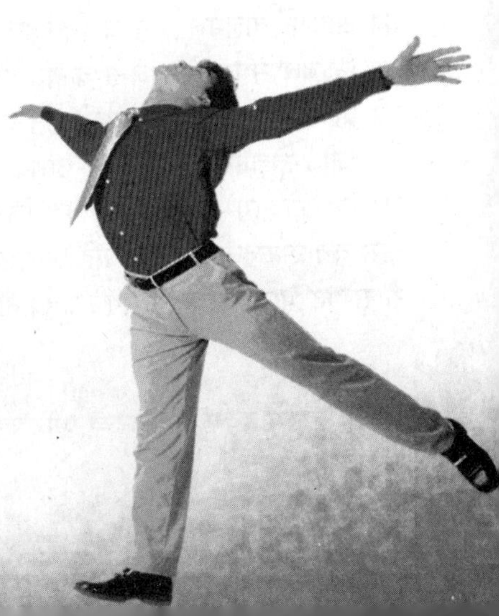

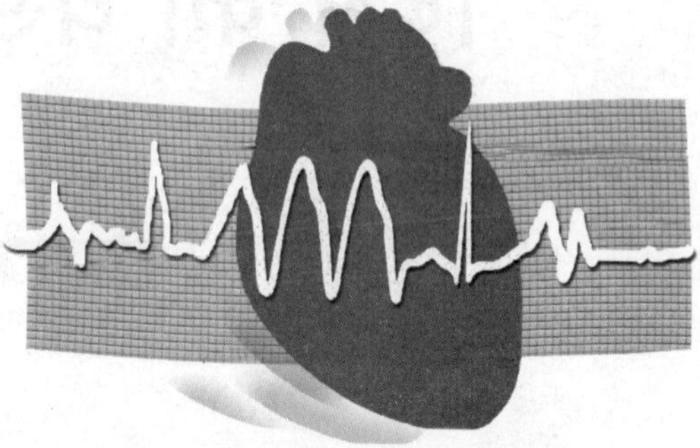

बेसुर–बेताल दिल
उर्फ एरिद्‌मिया

कुदरत की हर रचना में एक रागात्मकता है। वह चाहे तारों का चमकना हो या फूलों का खिलना, हवा की मीठी सनसनाहट या झूमते-लहराते पत्तों की फुसफुसाहट, झरने की ठंडी-धवल फुहार या गोधूलि में पक्षियों की उड़ान–हरेक में एक गति, एक तान और एक दिव्य सम्मोहक संगीत है। दिल की धड़कन भी निश्चित रूप से उसी संगीत का कोई सुरीला राग है। इस दिल के चारों खानों का आपसी तालमेल, उनका सिकुड़ना और रक्त से भरना, एक कपाट विशेष का निश्चत समय से खुलना व बंद होना, हमारी रग-रग में दौड़ती जीवन-गंगा को प्राणवान व गतिमान रखते हैं। क्या अद्‌भुत नहीं है यह सब कुछ !

जीव-विज्ञानियों ने अपने अथक और जिज्ञासु परिश्रम से इस दिल की संरचना को लगभग पूरी तरह बूझ लिया है कि आखिर वह अपनी रागात्मकता कैसे बचाए रखता है। वह चाहे आराम से काम करता हो या किसी खास वजह से सरपट भाग रहा हो, उसकी धड़कनों की लयात्मकता तो सुर में ही रहती है !

दिल की लय का राज

दिल की धड़कनों की लयात्मकता की बागडोर एक खास कार्य-प्रणाली के पास है, जिसके सूत्र पूरे दिल में फैले हैं। इसी को पेसमेकर प्रणाली कहते हैं। इसमें एक निश्चित समय से उठती तरंगें ही दिल के हर हिस्से को इत्तिला देती हैं कि उसे कब सिकुड़ना है। इसी से दिल की धड़कनों की गति और लय बनती है। पेसमेकर प्रणाली को सुचारु रूप से चलाने में हमारी तंत्रिका प्रणाली का भी महत्त्वपूर्ण योगदान है। उसके असर से ही अलग-अलग स्थितियों में हृदय-गति बढ़ती या घटती है।

पेसमेकर प्रणाली में तरंग की पहल एक खास केंद्र द्वारा की जाती है। यह केंद्र दाएँ अलिंद में बसा होता है। इसे सायनोएट्रिअल (एस.ए.) नोड कहते हैं। इसमें उठी तरंग दिल की दोनों ऊपरी कोठरियों में फैल जाती है और उसके घटित होने का समय बिल्कुल निश्चित होता है। आमतौर से दोनों अलिंदों के भर जाने पर ही एस.ए. नोड से चली तरंग दिल के इस हिस्से में फैलती है। इससे दोनों अलिंद एक साथ सिकुड़ते हैं और उनका रक्त दोनों निलय में भरने लगता है।

हृदय की प्राकृत पेसमेकर प्रणाली

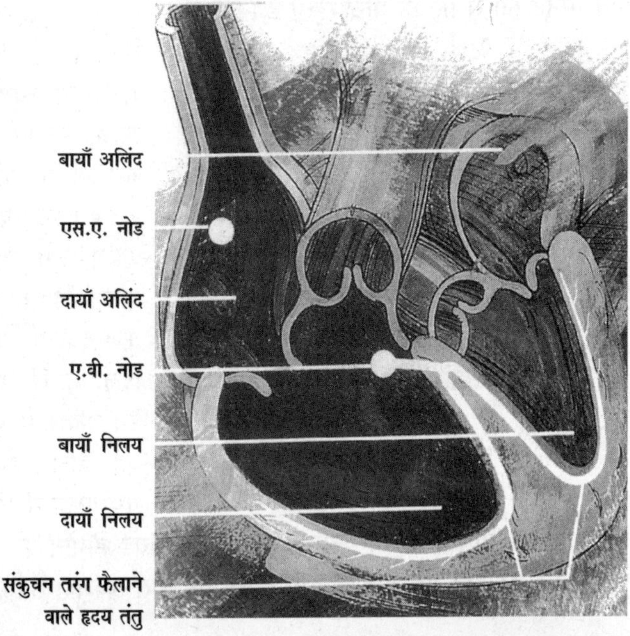

तरंग इतनी देर में एट्रिओवेंट्रिक्यूलर (ए.वी.) नोड तक पहुँच जाती है। यह पेसमेकर प्रणाली का दूसरा केंद्र है। इसके पास दोनों निलय के सिकुड़ने की बागडोर होती है। तरंग के आते ही वह सक्रिय हो उठता है। इसके तंतु दोनों निलय में फैले होते हैं। उनके जरिए संकुचन तरंग दोनों निलय में फैल जाती है। इस पूरी क्रिया में इतना ही समय लगता है, जितना निलय को रक्त से भरने में। जब तक संकुचन तरंग दोनों निलय की पेशियों में फैलती है, तब तक निलय रक्त से भर चुके होते हैं। अब उन्हें रक्त को आगे भेजना होता है। संकुचन तरंग के फैलते ही निलय सिकुड़ने लगते हैं, जिससे यह काम भी पूरा हो जाता है।

यह तारतम्य इसी तरह बना रहता है। दोनों अलिंद और दोनों निलय का क्रम से भरना और सिकुड़ना और खून को आगे पंप करते रहना, इसी लय का हिस्सा है।

सामान्य-असामान्य हृदय-गति

दिल अपना काम अपनी गति से करता है। यह गति सामान्य परिस्थितियों में प्रति मिनट 60 से 90 के बीच रहती है। पर तेजी से भागें तो यह बढ़कर 200 को भी छू जाती है ! मानसिक व्यग्रता, चिंता, क्रोध, उत्तेजना, खुशी और गम भी इस गति को बढ़ा देते हैं। खान-पान की कुछ चीजों जैसे चाय, कॉफी, कोला ड्रिंक्स, शराब तथा कुछ दवाओं को लेने से भी दिल कुलाँचें भरने लगता है। बुखार में भी दिल की यही हालत होती है और गर्भावस्था में भी। खून की कमी यानी अनीमिया हो जाने और शरीर में थायरॉयड हॉर्मोन के ज्यादा बनने से भी दिल की गति बढ़ जाती है। बहरहाल, यह बात तयशुदा है कि लय अगर

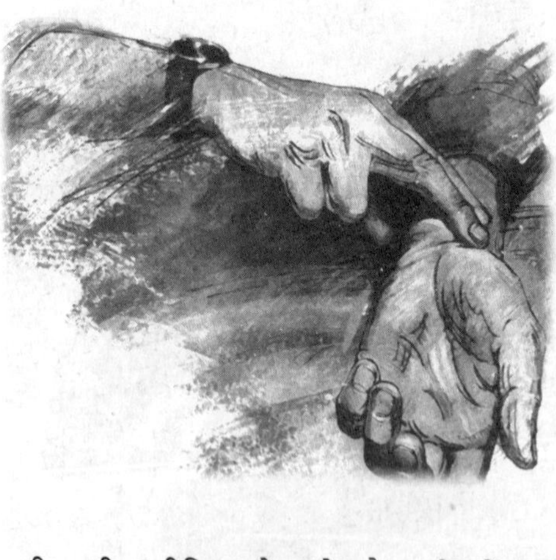

बनी रहती है तो अक्सर कोई दिक्कत पैदा नहीं होती।

दिल की गति सामान्य से कम भी हो सकती है। कुछ खिलाड़ियों का दिल प्रति मिनट 55 से 60 बार ही धड़कता है। वह उनके दिल की बेहतर कार्यक्षमता का लक्षण है। लेकिन कुछ बीमारियाँ जैसे पीलिया, थायरॉयड ग्रंथि की कमजोरी से हुआ मिक्सोडिमा, सिर के अंदर मस्तिष्क पर बढ़ता दाब, दिल का ताजा-ताजा दौरा और डिजोक्सिन या बीटा ब्लॉकर जैसी कुछ दवाओं के सेवन से भी हृदय-गति घट जाती है। सायनो-एट्रिअल नोड के बीमार हो जाने पर तो कभी-कभी दिल की गति इतनी कम हो जाती है कि आँखों के आगे अँधेरा छाने लगता है और बेहोशी आ जाती है। इस गंभीर विकार में दोनों अलिंदों की लय भी अक्सर असंतुलित हो जाती है। दिल की लय और गति को तब दवाओं और पेसमेकर यंत्र द्वारा सामान्य स्थिति में लाया जाता है।

बहुत-से लोग दिल में या तो धुकधुकी की शिकायत करते हैं या बीच-बीच में असंतुलित धड़कन की या कि दिल बार-बार धक् करता है। जरूरी नहीं कि यह दिल के मर्ज के कारण हो रहा हो। कभी यह क्षणिक असामान्यता धूम्रपान, चाय-कॉफी या मदिरा सेवन, भावात्मक उतार-चढ़ाव, मेहनत-मशक्कत, बदहजमी, बुखार या माइग्रेन से भी पैदा हो जाती है। ऐसे में दिल को दवा की जरूरत नहीं होती। हाँ, धड़कन की अनियमितता बरकरार रहने पर या शक होने पर डॉक्टर से सलाह लेना मुनासिब होता है।

दिल की बीमारी से पैदा हुई लय और गति की असामान्यताएँ अक्सर देर तक रहती हैं। दिल की धड़कन इतनी तेज, धीमी या अनियमित हो जाती है कि चैन से रहा नहीं जाता। जोरों से पसीना आ सकता है, आँखों के आगे अँधेरा छाने लगता है। सिर घूमने लगता है, बेहोशी-सी आने लगती है या आदमी वास्तव में बेहोश भी हो सकता है।

क्या दिल की धड़कन की असामान्यताएँ वास्तव में गंभीर हैं ? यह फ़ैसला डॉक्टर को करना होता है। मरीज अपने डॉक्टर को लक्षणों का पूरा ब्यौरा दे सके, तो रोग का सही इलाज करने में काफी मदद मिलती है। मर्ज को ठीक से पहचानने के लिए कुछ सरल टेस्ट करने भी जरूरी होते हैं। अगर लक्षण के समय ई.सी.जी. करा लिया जाए तो रोग का पता लग सकता है। पर बहुत-से मरीजों में लक्षण उभरने का कोई निश्चित समय नहीं होता। इन मरीजों में तकलीफ को समझने के लिए हाल्टर तकनीक द्वारा 24-48 घंटों तक लगातार ई.सी.जी. लिया जाता है। व्यक्ति अपने काम-काज, दौड़-धूप, आराम आदि रोजमर्रा की

तरह सामान्य रूप से करता रहता है। उसकी कमर पर बँधा यंत्र एक टेप पर ई.सी.जी. रिकार्ड करता रहता है। बाद में कंप्यूटर की मदद से टेप पढ़ ली जाती है। बहुत उन्नत हृदय चिकित्सा केंद्रों में दिल संबंधी इलैक्ट्रोफिजिओलॉजी का भी अध्ययन किया जाता है। इनसे विकार की किस्म और गंभीरता स्पष्ट हो जाती है।

लय-गति के विकार

ये विकार कई किस्म के हो सकते हैं। किसी में अलिंद तो किसी में निलय बागी हो जाता है और दिल की सामान्य गति और लय से सामंजस्य न रखते हुए अपनी डफली अपना राग छेड़ देता है। पेसमेकर प्रणाली के किसी हिस्से से उठती उलट-पुलट तरंगें ही अक्सर यह अव्यवस्था पैदा करती हैं।

बहुत-से विकारों में तो अलिंद या निलय बिल्कुल बेकाबू हो जाते हैं। उनकी धड़कनें इतनी बेतरतीब हो जाती हैं कि उनमें जरा भी दम नहीं रहता। शक्तिशाली धड़कनों के बजाय वे असमर्थ फड़फड़ाहट बन जाती हैं।

अलिंद में कई किस्म के ताल और गति के विकार देखे जा सकते हैं। हरेक की चूँकि अपनी प्रकृति होती है इसलिए गंभीरता भी उसी के अनुरूप होती है। पेरोक्सीसमल एट्रिअल टेकिकार्डिया में अलिंद प्रति मिनट 140 से 220 की गति से धड़कता है। पता चलता है कि दिल की धड़कन बहुत तेज हो गई। सिर चकरा जाता है या दम फूलने लगता है। दिल अगर पहले से बीमार है तो दर्द भी हो सकता है। बायाँ पंप ठीक से काम नहीं कर पाता। दिल के सामान्य होने पर ऐसा कोई संकट नहीं होता। गर्दन में एक तरफ (केरोटिड सायनस पर) जरा-सा जोर देने से ही धड़कन सामान्य हो जाती है। कभी-कभी आराम करना ही काफी होता है। कुछेक मामलों में ही दवा की जरूरत पड़ती है।

अलिंद की फड़फड़ाहट (एट्रिअल फ्लटर) में गति 300 प्रति मिनट तक हो जाती है। पर एट्रिअल फिब्रिलेशन में तो इसे गिन पाना भी संभव नहीं रहता। दोनों ही स्थितियों में दिल की काम करने की ताकत बहुत कमजोर हो जाती है। उसकी धड़कनों में जोर न रहने से खून का दौरा भी गड़बड़ हो जाता है। फेफड़ों में पानी भरना शुरू हो सकता है। दूसरा संकट यह भी हो सकता है कि दिल में खून का दौरा शिथिल हो जाने से खून के थक्के (इम्बोलाई) बनने लगें। रक्त-संचार प्रणाली के जरिए ये थक्के शरीर के किसी महत्त्वपूर्ण अंग में जाकर

उसकी रक्त आपूर्ति एकाएक बंद कर सकते हैं। एट्रिअल फिब्रिलेशन और एट्रिअल फ्लटर प्रायः र्‍युमेटिक हृदय रोग या दिल के दौरे के मरीजों में देखे जाते हैं। दिल की झिल्लियों की सोज (पेरीकार्डायटिस), थायरोटॉक्सिकोसिस (थायरॉयड ग्रंथि में बहुत ज्यादा हॉर्मोन पैदा होने से उत्पन्न हुआ रोग), छाती का ऑपरेशन और कुछ लोगों में मदिरापान या इंफ़ेक्शन भी इन्हें पैदा कर सकते हैं।

निलयों का ज्यादा तेजी से धड़कना जीवन के लिए और भी ज्यादा संकटकारी है। वेंट्रिक्यूलर टेकिकार्डिया में निलय प्रति मिनट 150 से 200 की गति से धड़कने लगते हैं। इससे अलिंद और उनमें कोई तालमेल नहीं रहता और दिल से धमनियों में पहुँचनेवाले खून की मात्रा कम हो जाती है। रक्तचाप एकाएक घट जाता है, नब्ज शिथिल पड़ जाती है, बेहोशी छा जाती है और साँस फूल सकता है। यह जीवन के लिए निर्णायक घड़ी होती है। तुरंत निदान न हो तो जान भी जा सकती है।

वेंट्रिक्यूलर फिब्रिलेशन का संकट इससे भी गहरा होता है। निलय बेतरतीब होकर ऐसी गति से स्पंदित होते हैं कि न तो उनमें खून आ पाता है, न वे खून को आगे ही भेज पाते हैं। पूरी रक्त-संचार प्रणाली ठप्प पड़ जाती है। कुछ ही क्षणों में होश चला जाता है, साँस बंद हो जाती है और नब्ज तक महसूस नहीं होती। उपचार तुरंत न मिलने पर मौत लगभग निश्चित होती है। एकदम अचानक होनेवाली मौतों का यह सबसे बड़ा कारण है। दिल के दौरे में बहुत-सी मौतें इसी से होती हैं। बिजली का झटका लगने या डूबने के हादसों में भी मृत्यु का यह एक बड़ा कारण है। अगर मरीज को यह संकट अस्पताल में पैदा होता है तो डिफिब्रिलेटर यंत्र से नपा-तुला झटका देकर जीवन बचाया जा सकता है। लेकिन मरीज अगर घर, दफ्तर, या अन्य किसी स्थान पर है तो खून का दौरा बनाए रखने का एकमात्र रास्ता कार्डियो पलमोनरी रिससिटेशन ही है।

हार्ट ब्लॉक की सच्चाई

कुछ मरीजों में पेसमेकर प्रणाली की एक बिल्कुल अलग असामान्यता देखने में आती है। प्रणाली का कोई एक हिस्सा काम करना बंद कर देता है। सायनो-एट्रिअल नोड से चली तरंग एट्रियो-वेंट्रिक्यूलर नोड या उसके तंतुओं में फैले बिना खत्म हो जाती है। यह विकार हार्ट ब्लॉक कहलाता है। इसकी कई किस्में हो सकती हैं : या तो चार में से तीन, या दो में से एक या किसी और अनुपात में एस.

ए. नोड से उठी तरंगें अपना सफर पूरा करके निलय तक पहुँचती हैं या यह कि एस.ए. नोड और ए.वी. नोड के बीच संबंध बिल्कुल टूट जाता है। दोनों निलयों की धड़कनों की गति इसी से निर्धारित होती है। अगर कभी-कभी कोई तरंग अपना सफर पूरा तय न कर पाए, तो प्रायः कोई बड़ी परेशानी नहीं होती। लेकिन एस.ए. नोड और ए.वी. नोड का संपर्क टूट जाने से हुए पूर्ण हार्ट ब्लॉक में बेहोशी के दौरे पड़ सकते हैं।

हार्ट ब्लॉक के कई कारण हो सकते हैं : जैसे दिल का दौरा, हृदय पेशियों की सोज, र्‍युमेटिक बुखार, डिफ्थीरिया और डिजिटेलिस दवा की जरूरत से ज्यादा डोज। बुरी खबर, डर या अप्रिय चीज को देखने से प्राणेश तंत्रिका (वेगस नर्व) उत्तेजित हो जाए, तो भी यह स्थिति हो सकती है।

उपचार की दिशाएँ

हृदय की लय और गति की हरेक असामान्यता का अलग-अलग इलाज है। कुछ में दवाएँ ही प्रभावी साबित हो जाती हैं। इन्हें डॉक्टर की सलाह के अनुसार लेना होता है। दवाओं की खुराक से छेड़-छाड़ या दवा अपने-आप अचानक बंद कर देना बिल्कुल जोखिम-भरी हिमाकत है। ये दवाएँ कई साल तक लेनी पड़ सकती हैं। समय से डॉक्टर के पास जाँच करवाते रहना भी बेहद जरूरी है।

कुछ विकारों में दिल की धड़कन कायम रखने के लिए पेसमेकर यंत्र लगवाना पड़ सकता है। और अब तो इस किस्म के डिफिब्रिलेटर यंत्र भी बनने लगे हैं जो दिल की धड़कनों पर पूरी नजर रखते हैं और जैसे ही दिल की तालबद्धता टूटती है, तुरंत एक झटका देकर वे दिल की धड़कन सामान्य बना देते हैं। इन्हें पेट में ही रोपित कर दिया जाता है। तारों द्वारा इन्हें फिर भीतर ही भीतर दिल से जोड़ दिया जाता है। इनके विकास से सचमुच बहुत-से जीवन बचाए जा सके हैं।

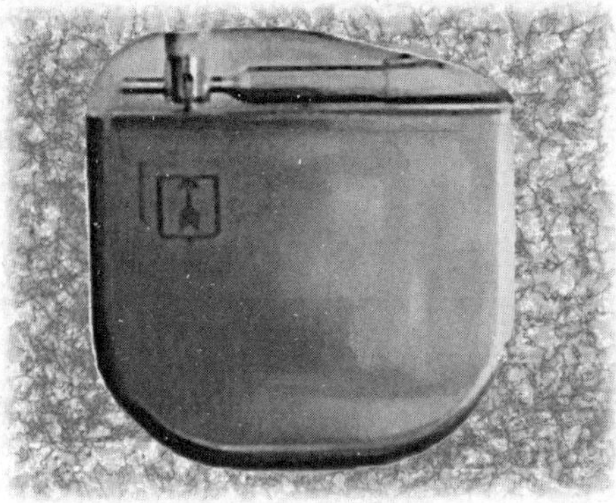

पेसमेकर कब और क्यों

बंद मुट्ठी में समा जानेवाला पेसमेकर सचमुच गजब का यंत्र है। बनावट में मिनियेचर बिजलीघर और स्वभाव से संगीत का पारखी ! इस संगीत-सम्राट की शास्त्रीय रचना ही है जो हृदय रोगी के दिल की धड़कनों में गूँजती है। सुर जरा भी इधर से उधर हुआ नहीं और ताल जरा भी गड़बड़ाई नहीं कि जान सीधे खतरे में। इसी स्थिति को सँभालने और दिल की तालबद्धता को बनाए रखने के लिए पेसमेकर सदा चौकस रहता है और जब भी जरूरत होती है, बीमार दिल के तारों से अपने तार जोड़कर उसकी धड़कनों में फिर से जान फूँक देता है। यही विलक्षण काम है पेसमेकर का।

अपने इसी नायाब जीवनदायिनी गुण के कारण पेसमेकर आज लाखों दिलों में बसा हुआ है। दरअसल दिल की कुदरती पेसमेकर प्रणाली जब ठीक से काम नहीं कर पाती, तो यह मानव-निर्मित प्रणाली उसकी भूमिका सफलतापूर्वक निभाती है।

पेसमेकर की बनावट और काम

यह कहना गलत नहीं होगा कि पेसमेकर की संरचना कुछ एक छोटे-से बिजली घर जैसी है। यह अपनी ऊर्जा लिथियम की बैट्री से पाता है। उसका केंद्रीय भाग पल्स जेनरेटर और खास सरकिट प्रणाली है। बैट्रीसहित ये स्टेनलेस स्टील या टाइटेनियम की डिब्बी में सीलबंद होते हैं। इन्हें कुछ तारों के जरिए दिल से जोड़ दिया जाता है। तारों के किनारों पर इलैक्ट्रोड लगे होते हैं जो दिल की सतह से सटा दिए जाते हैं। इससे दिल में उठ रही तरंगों की जानकारी हर समय सरकिट प्रणाली तक पहुँचती रहती है। वह इसे विश्लेषित करती जाती है। जैसे ही उसे दिल की धड़कनों में कोई अनियमितता महसूस होती है, वह पल्स जेनरेटर को उस बाबत तुरंत सिगनल भेज देती है। पल्स जेनरेटर भी उसी के अनुसार एकदम सक्रिय हो उठता है। उससे उत्प्रेरित तरंगें तारों के जरिए दिल तक पहुँचने लगती हैं और उसकी अनियमित धड़कनों को फिर से तालबद्ध कर देती हैं।

अलग-अलग किस्म के पेसमेकर

हरेक आधुनिक पेसमेकर बुनियादी तौर पर इसी तरह बना है। इसमें छोटी-बड़ी तब्दीलियाँ करके ही उसके अलग-अलग रूप विकसित हुए हैं। हरेक के अपने-अपने फायदे और अपनी-अपनी खूबियाँ हैं।

ज्यादातर रोगियों में जो पेसमेकर काम में लाया जाता है वह दोनों निलयों को ही उत्तेजित करने की क्षमता रखता है। कुछ में सिर्फ़ अलिंद को ही उत्तेजित करने की व्यवस्था होती है। इन दोनों ही पेसमेकरों को सिंगल-चैम्बर पेसमेकर कहा जाता है।

कुछ पेसमेकरों में न सिर्फ निलयों बल्कि अलिंद के साथ भी सीधा संपर्क होता है। इन्हें डबल-चैम्बर पेसमेकर कहा जाता है।

दोनों किस्म के पेसमेकर सिर्फ जरूरत के समय सक्रिय होते हैं। दिल अगर अपने-आप सुचारू रूप से धड़क रहा है, तो ये शांत ही रहेंगे। पर धड़कनें जब कभी धीमी और अनियमित होने लगती हैं, ये हृदय पेशियों में तरंगें भेजकर उनके फैलने और सिकुड़ने के तंत्र को तुरंत अपने हाथों में ले लेते हैं।

सिंगल चैम्बर पेसमेकर की दो किस्में हैं। पहली वह जिसमें दिल तब तक एक ही गति से धड़कता है जब तक कि दिल अपनी जिम्मेदारी खुद नहीं सँभाल

लेता। इस गति का इंतजाम पेसमेकर में पहले से ही होता है। आम पेसमेकर की खूबी यह है कि वह इस गति को हमेशा एक जैसी बनाए रखता है। इसे कांसटेंट रेट पेसमेकर कहते हैं।

दूसरी किस्म अधिक उन्नत है। यह मरीज के दिल की जरूरत के मुताबिक उसकी गति पर नियंत्रण रखती है। मरीज जब आराम करता होता है, तो धड़कन की रफ्तार कम रहती है। वह अगर किसी काम में लगा है, तो जरूरत के मुताबिक हृदय-गति तेज हो जाती है। पेसमेकर में दरअसल कुछ इस किस्म के संवेदनशील सेंसर लगे होते हैं, जो दिल की जरूरत को सिर्फ महसूस ही नहीं करते, जरूरत पड़ते ही तुरंत सक्रिय भी हो उठते हैं। इन्हें रेट-रिसपांसिव पेसमेकर कहते हैं।

पेसमेकर की जरूरत

दिल की धड़कनों की कुछ खास बीमारियों में ही पेसमेकर रोंपित करने की जरूरत पड़ती है। इन्हें ज्यादातर उन मामलों में इस्तेमाल किया जाता है जिनमें हार्ट-ब्लॉक पूरी तरह होने लगता है। दूसरी बड़ी तादाद उन रोगियों की होती है, जिनकी सायनो-एट्रिअल नोड ही रुक-रुककर काम करती है और दिल की धड़कनों की गति एकाएक बहुत धीमी हो जाती है या बार-बार धीमी और तेज होती रहती है। कुछेक मामले वे भी हैं जिनमें दोनों निलयों में से कोई एक सही गति से नहीं धड़क पाता। कुछ में दिल के किसी हिस्से की रफ्तार बहुत तेज होती रहती है।

यह फैसला कि कौन-से मरीज में पेसमेकर लगाना ठीक होगा, बहुत सोच-समझ कर लिया जाता है। बीमारी की पूरी छानबीन की जाती है। वे रोगी जो दिमागी तौर पर असंतुलित होते हैं, जिनमें कैंसर काफी फैल चुका होता है, जो बहुत ही दुर्बल होते हैं या जिनका बायाँ निलय अत्यधिक शिथिल होता है, उनमें पेसमेकर लगाना मुनासिब नहीं समझा जाता।

कैसे लगाते हैं पेसमेकर

पेसमेकर लगाने की तकनीक ज्यादा जटिल या जोखिम भरी नहीं है। इसे प्रायः एक घंटे में ही पूरा कर लिया जाता है। दिल तक इलैक्ट्रोड पहुँचाने के लिए दो

विधियाँ प्रचलित हैं। अधिकांश मामलों में छाती के ऊपरी भाग की एक शिरा में इलैक्ट्रोड वाली तार डाली जाती है, फिर उसे धीरे-धीरे शिरा के भीतर बढ़ाते हुए महाशिरा में और अन्ततः दिल के भीतर पहुँचा दिया जाता है। इस सारी प्रक्रिया को एक्स-रे मशीन के फ्लोरोस्कोप पर देखते हुए पूरा किया जाता है।

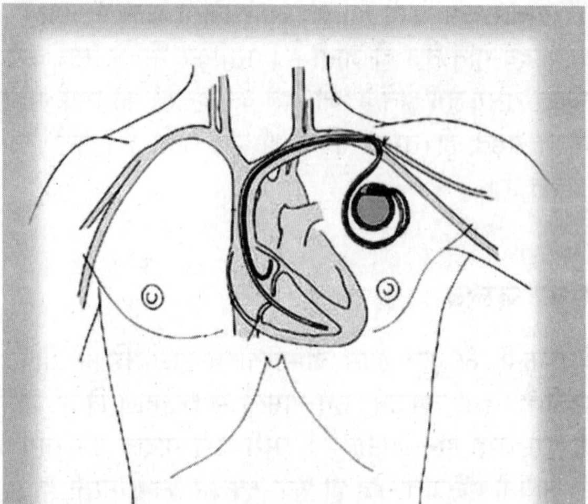

यूँ लगाया जाता है पेसमेकर

दूसरी विधि बिल्कुल भिन्न है। उसमें छाती पर चीरा देकर दिल तक पहुँचा जाता है और हृदय पेशी की बाहरी सतह पर इलैक्ट्रोड लगा दिया जाता है। इसकी जरूरत सिर्फ उन रोगियों में होती है जिनमें छाती की शिरा को ढूँढ़ पाना संभव नहीं हो पाता। हृदय ऑपरेशन के बाद भी अगर पेसमेकर लगाने की जरूरत पड़ती है, तो छाती को बंद करने से पहले इलैक्ट्रोड वाली तार को आसानी से उपयुक्त स्थान पर लगा दिया जाता है।

दोनों ही स्थितियों में पल्स जेनरेटर की डिब्बी को छाती या उदर में त्वचा के नीचे ही रोपित किया जाता है। हृदय विशेषज्ञ की पूरी कोशिश रहती है कि रोपित पेसमेकर ठीक से छुपा रहे, मरीज को उससे कोई असुविधा न हो और उठने-बैठने या चलने-फिरने में वह कहीं किसी अंग से टकराए नहीं।

पेसमेकर-रोपण दरअसल एक छोटा-सा ही ऑपरेशन है। इसमें रोगी को

बेहोश करने की जरूरत नहीं पड़ती। दर्द न हो, इसके लिए सिर्फ ऑपरेशन से प्रभावित होने वाले हिस्से को इंजेक्शन देकर सुन्न कर लिया जाता है। रोपण के दौरान जीवन का जोखिम सिर्फ 0.5 प्रतिशत होता है।

आमतौर से पेसमेकर लगने के सातवें या आठवें दिन ही मरीज अस्पताल से घर लौट आता है। जिस हिस्से पर चीरा दिया जाता है, कुछ दिनों तक उस हिस्से में थोड़ी तकलीफ अवश्य होती है लेकिन जख्म जल्दी ही भर जाने पर दर्द तो दूर होता ही है, बीमारी से भी छुटकारा मिल जाता है। देखते ही देखते सब कुछ इस तरह सामान्य हो जाता है कि इस बात का अहसास तक नहीं होता कि छाती में पेसमेकर भी लगा है।

पेसमेकर के साथ जरूरी सावधानियाँ

यह सच है कि पेसमेकर एक इलैक्ट्रानिक उपकरण है, लेकिन उसके साथ पानी में जाना जरा भी जोखिमकारी नहीं। खूब नहाइए, खूब तैरिए, और घर या दफ्तर में बिजली के सामान्य उपकरणों को भी बेधड़क इस्तेमाल कीजिए। हाँ, उन्हें बरतते वक्त यह खयाल हमेशा रखिए कि उनसे कभी भी करंट न लगे।

पेसमेकर के लगने के बाद कुछ पाबंदियाँ भी लाजिमी हैं। खासकर फ़ैक्ट्रियों में लगी उच्च करंटवाली बड़ी मशीनों, उच्च शक्तिवाले चुम्बकों और 100 वाट से अधिक शक्ति के प्रसारण टावर्स के प्रभाव क्षेत्रों में जाने पर सख्त मनाही है। इसी कारण रोग-निदान के लिए काम में लाई जानेवाली मैगनेटिक रेसोनेंस इमेंजिंग (एम.आर.आइ) भी वर्जित है। कोई डॉक्टर अनजाने में एम.आर.आई. की सलाह दे, तो उसे पेसमेकर लगे होने की जानकारी जरूर दे दें। उस स्थिति में एम.आर.आई. के स्थान पर दूसरी किसी जाँच से आवश्यक जानकारी प्राप्त की जा सकती है।

पेसमेकर ठीक से काम कर भी रहा है या नहीं, यह जानने की कुछ सरल युक्तियाँ हैं। इसका अंदाज अपनी नब्ज की धड़कनें गिन कर भी लगाया जा सकता है। सुबह बिस्तर से उठते ही या दिन में किसी भी समय एक-दो मिनट लगाकर यह काम जरूर करें। ध्यान रहे कि उस समय आराम की अवस्था में हों। हो सके, तो नब्ज देखने से पहले पाँच मिनट के लिए आराम अवश्य करें।

नब्ज की धड़कनें गिनना कोई मुश्किल काम नहीं है। इसे अपने डॉक्टर या नर्स से आसानी से सीख सकते हैं। रोजाना एक डायरी में तारीख और समय

के साथ नब्ज की गति दर्ज कर लें। यदि गति सामान्य से अधिक या कम हो, तो 10 मिनट बाद उसे दुबारा गिनें। दोबारा भी यही स्थिति होने पर डॉक्टर से संपर्क करें।

कुछ खास लक्षणों के प्रति सजग रहना भी बेहद जरूरी है। ये लक्षण इस प्रकार हैं :

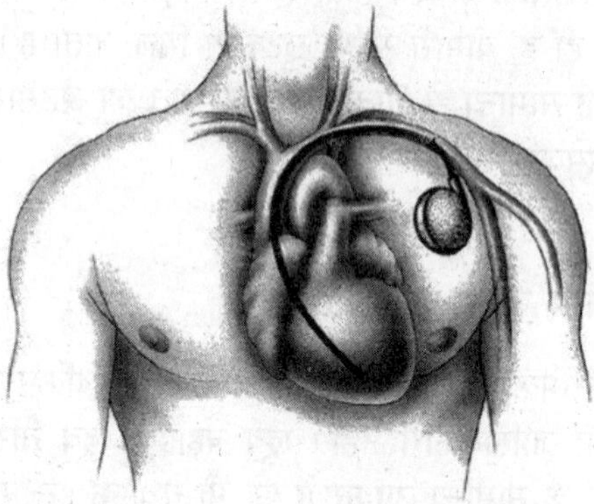

- साँस लेने में दिक्कत महसूस करना, सिर घूमना, चक्कर आना, या बेहोशी छाना;
- लगातार बहुत दिनों तक कमजोरी या थकावट महसूस करना;
- टाँगों या टखनों की सूजन, और
- छाती में दर्द या देर तक लगातार हिचकियाँ आना।

इन लक्षणों के उभरने पर डॉक्टर से सलाह अवश्य लें। आधुनिक पेसमेकर में किसी किस्म की खराबी आने की संभावना यों लगभग नहीं होती है।

जहाँ पेसमेकर लगा है, उस जगह अगर लाली, सूजन या किसी तरह का रिसाव दिखे, तो भी डॉक्टर को जरूर बता दें।

यों भी समय-समय पर डॉक्टर से जाँच करवाना जरूरी है। शुरू में छह, उसके बाद 12 हफ्ते और फिर साल में दो बार या फिर जब भी डॉक्टर बुलाए, अवश्य मिल लें। इन जाँचों के दौरान डॉक्टर न सिर्फ पेसमेकर की जाँच करता है, बल्कि दिल को भी परखता है। हरेक मरीज के लिए यह जरूरी है कि वह

अपना डॉक्टर बार-बार न बदले और अपना पूरा रिकार्ड भी तरतीब से सँभालकर रखे जिससे डॉक्टर और मरीज दोनों को सहूलियत होगी।

पेसमेकर की बैट्री कुल आठ से 10 साल तक चलती है। उसे बदल पाना संभव नहीं होता, क्योंकि वह पल्स जेनरेटर और सरकिट प्रणाली के साथ डिब्बी में सीलबंद होती है। इसीलिए बैट्री का जीवन पूरा होने से पहले ही पेसमेकर को बदलना पड़ता है।

हरेक व्यक्ति को पेसमेकर के लगाए जाने के बाद एक पेसमेकर पहचान-पत्र दिया जाता है। इस पर रोगी और उसके डॉक्टर दोनों के नाम, पते व टेलीफोन नंबर दर्ज रहते हैं। यह महत्त्वपूर्ण जानकारी भी होती है कि पेसमेकर किस मॉडल का है और कब लगाया गया। पेसमेकर के इस कार्ड को अपने पास हर समय रखना चाहिए। यह आपात अवस्था में तो काम आता ही है, हवाई अड्डे जैसे उच्च सुरक्षा वाले सार्वजनिक स्थलों पर भी सुरक्षाकर्मियों के सामने से निकलने में सहायक साबित होता है।

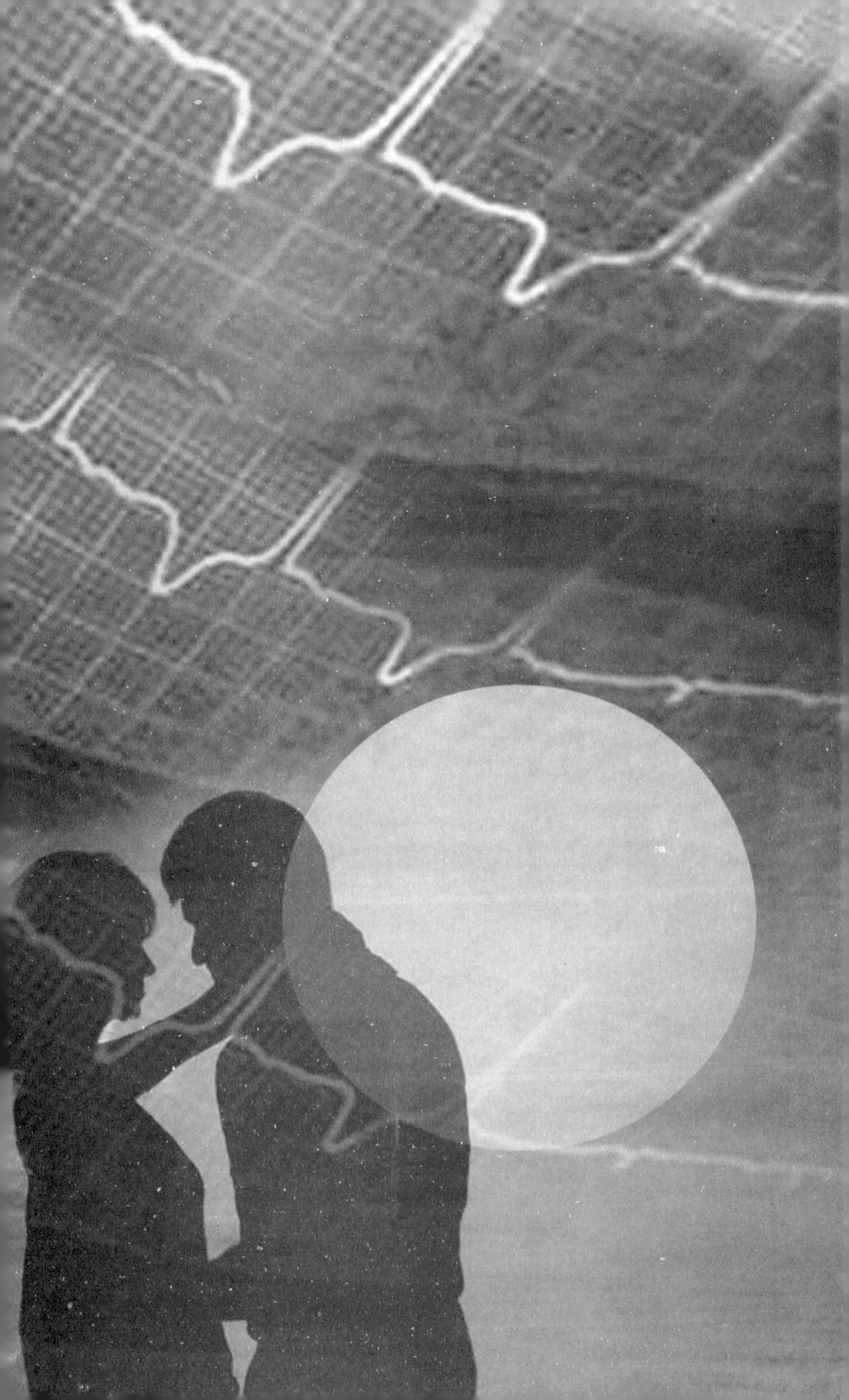

5

कामदेव और दिल

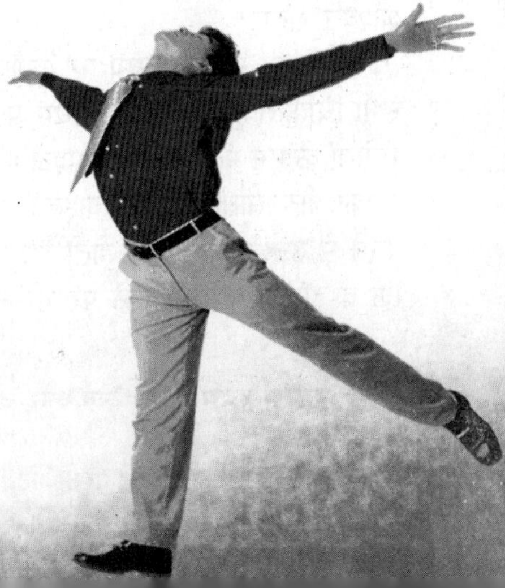

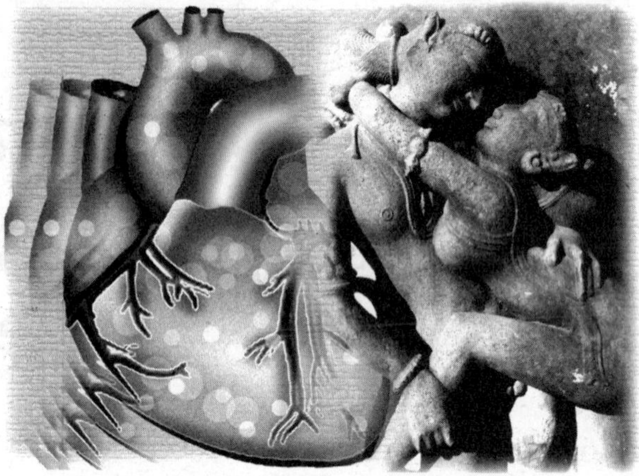

हृदय रोग और यौन-जीवन

ईडन के बाग में प्रथम मानव युगल एडम और इव के निषिद्ध फल भोगने के बाद से ही मनुष्य कामदेव के तीर से छूट नहीं सका है। यह खेल शायद कुदरत ने जानबूझ कर ही रचा है ताकि धरती पर जीवन बना रहे। इसीलिए तो उसने माया-मोह का असीम, अगाध और अनादि जाल बुन दिया है। यौन-क्रिया उसकी इसी रचना का एक अंग है और प्रकृति और पुरुष के बीच का एक शाश्वत सत्य!

यहाँ इस नाजुक विषय पर विशेष रूप से चर्चा करने की आवश्यकता है। सभी चिकित्सक अनुभव के आधार पर यह महसूस करते हैं कि अधिकांश हृदय रोगियों के मन में यौन-संबंधी प्रश्नों की अनेक ग्रंथियाँ होती हैं, जिन्हें रोगी और उसका जीवनसाथी सुलझाना चाहते हैं, पर डॉक्टर से इस विषय पर सलाह-मशविरा करने में उन्हें शर्म महसूस होती है। कईयों में तो हिचक इतनी ज्यादा होती है कि वे डॉक्टर के पूछे जाने पर भी सही उत्तर नहीं देते।

कामदेव और दिल

दिल के मरीजों को सीधे ही इस निष्कर्ष पर नहीं पहुँच जाना चाहिए कि उनके लिए यौन-संबंध बहुत खतरनाक हैं। यह भी एक ऐसी गलतफहमी है जिसका मूल कारण विषय की आधी-अधूरी, सुनी-सुनाई जानकारियाँ ही हैं। कुछ रोगी तो यहाँ तक सोचते हैं कि सहवास उनके लिए महज खतरनाक ही नहीं, बल्कि जानलेवा भी है। इस तरह की मिथ्या धारणाएँ रोगी को सिर्फ़ मायूस ही नहीं करतीं, बल्कि उसके मन में आत्मघाती निराशा भी घोल देती हैं। इन मनगढ़ंत धारणाओं की चपेट में कुछ रोगी तो मानसिक रोगी तक हो जाते हैं। वह रोगी अपनी हालत बेशक बदतर होते तो देखता है, लेकिन डॉक्टर से अपना दुख-दर्द नहीं कह पाता। मन में स्वयं की गढ़ी हुई हीनग्रंथि बात को जुबान पर लाने ही नहीं देती। समाज और अपने-परायों के उस डर का भी भला कोई अर्थ है जो रोगी के रोग को बढ़ाएँ, इसलिए इस मामले में किसी भी समाज और रिश्ते-नातों के दकियानूसी खयालात से बढ़कर आपके जीवन में अगर कोई बात महत्व रखती है तो वह है आपका अपना स्वास्थ्य और उसकी बेहतरी में आपके सबसे करीब और विश्वासपात्र डॉक्टर की सलाह। सिर्फ वही आपकी शंका का समाधान कर सकेगा और विश्वास रखिए, आपके स्वस्थ जीवन का मार्ग भी प्रशस्त करेगा।

रोगी को अपने मन में खुद ही यह गलत धारणा नहीं बना लेनी चाहिए कि वह सामान्य यौन-जीवन का सुख भोगने के काबिल नहीं रहा। इसके पहले कि ऐसी धारणा उसके मन में घर करे और बेचारे दिल पर और मायूसी छाए, उसे अपने हृदय-चिकित्सक से खुलकर परामर्श कर लेना चाहिए। दिल को स्वयं तो देखने दीजिए कि उसमें कितनी क्षमता है !

क्षमता की परख के लिए 'स्ट्रैस टैस्ट' किया जाता है। इस विधि द्वारा शारीरिक व्यायाम करते वक्त दिल के रिजर्व की जाँच की जाती है। हेल्लरस्टीन और फ्रीडमैन ने कुछ अधेड़ उम्र के जोड़ों के सहवास पर सचमुच महत्त्वपूर्ण अध्ययन किए। उनके अध्ययनों से पता चला कि एक हृदय रोगी यदि ट्रैडमिल पर बगैर किसी दिक्कत के तीन-चार मील प्रति घंटा की गति से चल सकता है तो उसका यौन-जीवन बिल्कुल सामान्य रूप से जारी रह सकता है और उसे इस संबंध में न कोई चिंता करने की जरूरत है और न उस पर किसी तरह की बंदिश लगाने की। लेकिन यहाँ समझना जरूरी है कि ट्रैडमिल टैस्ट के दौरान न तो उसे ऐंजाइना का दर्द हुआ हो, न उसके रक्तचाप में

अनावश्यक उतार-चढ़ाव देखे गए हों और न ई.सी.जी. में किसी तरह की प्रतिकूल प्रतिक्रिया दिखाई पड़ी हो।

और एक बहुत ही सरल व मुफ्त जाँच भी है जो रोगी स्वयं कर सकता है और उसके अनुसार पक्का निर्णय भी ले सकता है। इसके लिए रोगी को सिर्फ अपने ही घर की पहली और दूसरी मंजिल की सीढ़ियाँ चढ़नी होंगी। सीढ़ियाँ चढ़ते वक्त उसे यह देखना है कि कहीं छाती में दर्द तो नहीं उठ रहा, साँस तो नहीं फूल रही या जरूरत से ज्यादा थकान तो नहीं हो रही। अगर ऐसा कोई भी लक्षण नहीं दिखाई पड़ता, तो रोगी सामान्य यौन-जीवन आराम से व्यतीत कर सकता है और चिंता का कोई कारण नहीं है।

कई बार यह शंका भी देखने को मिलती है कि दिल का दौरा पड़ने के बाद क्या रोगी सामान्य यौन-सुख का भागीदार हो सकता है। तो हम तो कहेंगे कि क्यों नहीं; हाँ, शुरू के छह-आठ हफ्तों तक परहेज रखना जरूरी होता है ताकि दिल भी अपनी सामान्य स्वस्थ अवस्था में लौट आए। उसके बाद आमतौर पर अधिकांश रोगी अपना सामान्य यौन-जीवन शुरू कर सकते हैं। कुछ उन रोगियों को परहेज की जरूरत पड़ सकती है जिनके दिल का एक बड़ा हिस्सा दौरा पड़ते वक्त क्षतिग्रस्त हुआ हो या दिल की खून पंप करने की क्षमता काफी कमजोर पड़ गई हो। उस स्थिति में सहवास के दौरान ऐंजाइना का दर्द फिर उठ सकता है, साँस भी फूल सकती है और दिल की हालत नाजुक हो सकती है।

दिल और यौन आसन

वैज्ञानिक अध्ययनों से यह बात स्पष्ट हो गई है कि सहवास के दौरान प्रयुक्त आसन की अवस्थाओं का दिल से दरअसल कुछ भी लेना-देना नहीं है। इसको सदियों से चले आ रहे अन्य कई भ्रमों की तरह ही समझें और अपने निर्णय को वैज्ञानिक तथ्य पर ही आधारित रखें। इस भ्रम में भी न रहें कि किसी सीमा तक ही सहवास किया जा सकता है। यौन-क्रीड़ा में कोई सीमा-रेखा खींचना सिर्फ कल्पना-भर है। कोई भी व्यक्ति यौन-क्रीड़ा में या तो अपने समूचे रूप में लीन होता है या बिल्कुल भी नहीं। अतः सीमांकन की बात अगर सोची भी जाए तो किस आधार पर !

लेकिन इसका अर्थ सारे नीति-नियमों को ताक पर रखना भी न लगाएँ। रोगी को नियमों का पालन सिर्फ समाज के डर से नहीं करना चाहिए, बल्कि

अपने हृदय को आरोग्य बनाए रखने की दृष्टि से भी उनका पालन करना चाहिए। अपनी जीवनसंगिनी के अतिरिक्त चोरी-छिपे किसी अन्य स्त्री से सहवास करना अत्यधिक तनावमय स्थिति होती है। उस अनावश्यक तनाव (स्ट्रेस) से दिल की धड़कन और रक्तचाप पर काफी गंभीर किस्म का दुष्प्रभाव पड़ सकता है। और हाँ, यह स्थिति जीवनलेवा भी बन सकती है।

कुछ सावधानियाँ

सहवास से पहले गरिष्ठ भोजन और मदिरा से परहेज रखना बेहतर होगा। यह सावधानी इसलिए जरूरी है कि भोजन के दो-एक घंटे बाद तक रक्त-संचार पाचन तंत्र की तरफ बढ़ा होता है और उस दौरान दिल का रिजर्व कम हो जाता है। इसलिए रात के खाने के कुछ घंटों तक सहवास से परहेज करना बेहतर होगा। इस दृष्टि से भोर का समय कामसुख के लिए सबसे उपयुक्त है। एक तो तब तक रक्त का संचार संतुलित ढंग से होने लगता है, दूसरा दिल भी शरीर के दूसरे अंगों की तरह अपनी थकान मिटा लेता है।

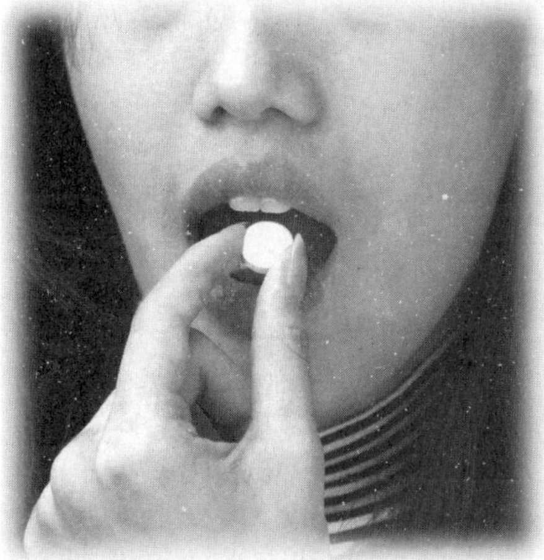

एहतियात के तौर पर रोगी को अपने पास नाइट्रोग्लीसरीन की गोली अवश्य रखनी चाहिए। छाती में अगर अचानक दर्द उठता है तो तुरंत उसे जीभ के नीचे रखकर चूस लें। डॉक्टर अगर कहता है तो सहवास के पूर्व भी

नाइट्रोग्लीसरीन की एक गोली ले सकते हैं। इससे कोरोनरी धमनियों में फैलाव आता है और दिल को अतिरिक्त रूप से जितनी ऊर्जा की जरूरत होती है, यह उसे आसानी से मिल जाती है।

जरूरी है व्यायाम

व्यायाम हर व्यक्ति के लिए उपयोगी है। इससे शरीर चुस्त-दुरुस्त बनता है। हृदय रोगी को भी जब डॉक्टर हरी झंडी दिखा दे, तब से ही नियमित रूप से व्यायाम अवश्य करना चाहिए। इससे हृदय की कार्यक्षमता (कार्डियक रिजर्व) बढ़ती है। इससे सहवास के समय भी दिल को बोझ या थकान महसूस नहीं होती। इसमें कोई संदेह नहीं कि संभोग के दौरान रक्तचाप कुछ क्षणों के लिए तेजी से बढ़ता है, मगर ध्यान देने योग्य बात यह है कि उतनी ही जल्दी यह सामान्य भी हो जाता है। कार्डियक रिजर्व अगर बढ़ा लिया जाए तो यह सेहत के लिए अच्छा ही है।

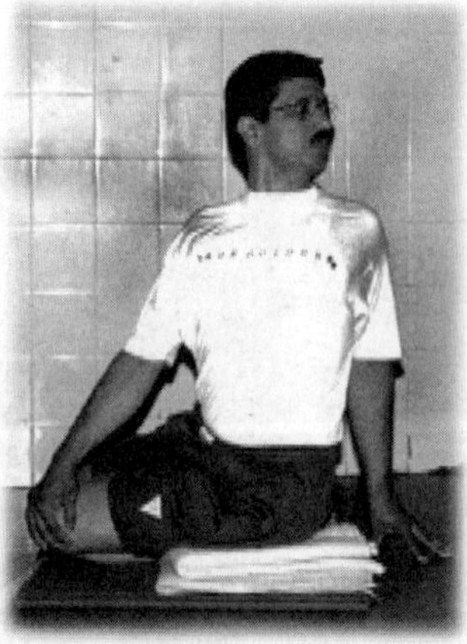

हाँ, इस संदर्भ में एक और जानकारी रखना भी जरूरी और सटीक होगा। रक्तचाप को नियंत्रित करने के लिए कई दवाएँ दी जाती हैं। कुछ दवाओं का यौन-क्रिया पर प्रतिकूल प्रभाव भी देखने में आया है। रोगी को जब कभी ऐसा महसूस हो तो अपने डॉक्टर से बेहिचक परामर्श कर लेना चाहिए। डॉक्टर उस

स्थिति में दवा बदल देता है और रोगी उस अड़चन से मुक्त हो जाता है।

कुल मिलाकर रोगी अगर खान-पान में उचित परहेज बरते, तंबाकू और मदिरा का परित्याग कर दे और डॉक्टर की सलाह के मुताबिक नियमित व्यायाम कर सके तो उसका यौन-जीवन फिर से खिल सकता है। शरीर अगर भारी है तो वजन वैसे भी कम करना चाहिए। दिल के रोगी के लिए यह और भी लाभकारी है। इससे न केवल बदन की फुर्ती और नीरोगता बढ़ती है, दिल को भी काफी सुकून मिलता है। दिल का यह सुकून निस्संदेह यौन-जीवन को भी खुशी से भर देता है। एक स्वस्थ और सामान्य यौन-संबंध जहाँ जीवन की दरकार है, वहीं वह प्रकृति और पुरुष के चिरंतन मिलन में मनुष्य की आस्था का प्रतीक भी है।

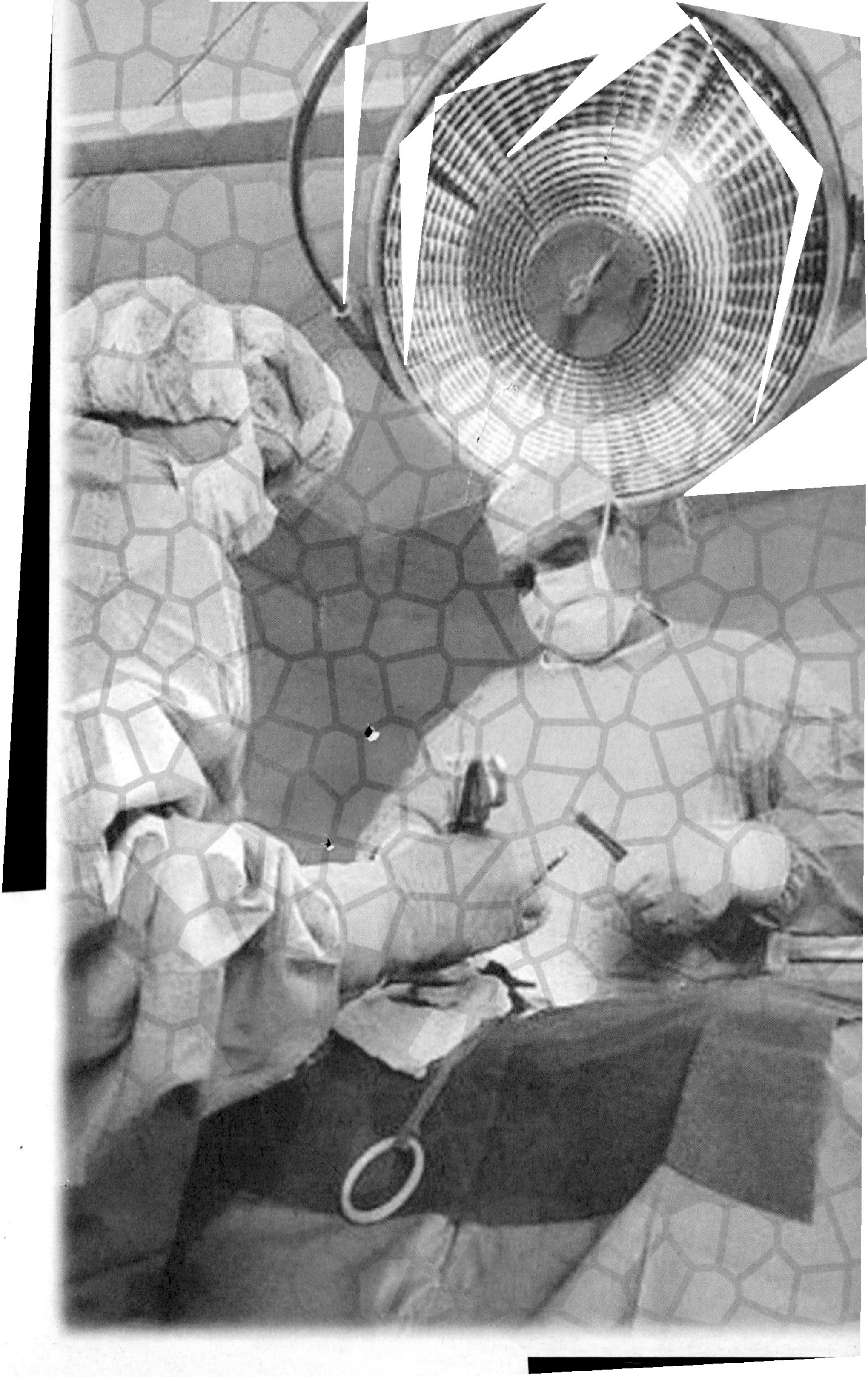

6

हृदय प्रत्यारोपण

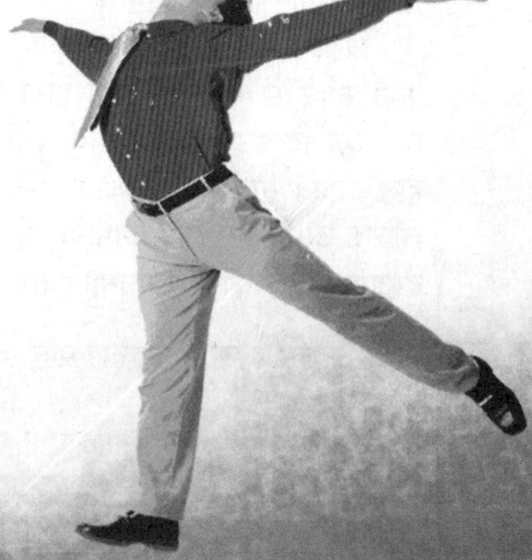

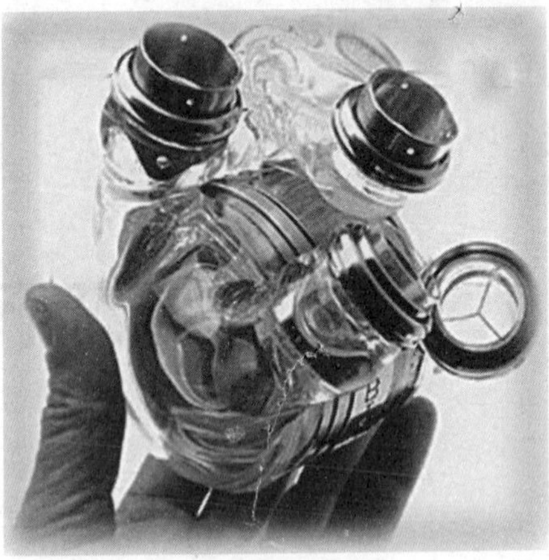

क्या दिल बदला जा सकता है

उस रोज दूरदर्शन पर देश के प्रथम सफल हृदय प्रत्यारोपण की खबर आ रही थी। मेरा उस ओर ध्यान जाना स्वाभाविक था। व्यावसायिक दृष्टि से मेरे लिए उसका अधिक महत्त्व था, लेकिन मैंने अपनी दस वर्षीय बेटी के जिज्ञासापूर्ण प्रश्न से महसूस किया कि ठीक वही सवाल लाखों लोगों के जेहन में भी पैदा हुआ होगा। उसने मुझसे एकाएक पूछा, "क्या सच में दिल बदला जा सकता है, पापा ?" निस्संदेह उस घटना के समय पर सभी इस कदर चमत्कृत थे जैसे चाँद पर आदमी के उतरने की घटना के समय हुए थे।

विज्ञान की दुनिया सचमुच बहुत करतबी है। तुनकमिजाज दिल ने तो कभी सपने में भी नहीं सोचा होगा कि उसने ज्यादा परेशान किया तो उसे ही बदल दिया जाएगा। खराब पुर्जों का जो हाल होता है, उसका भी वही हाल होगा। सीने में वह बेशक एक अजेय सम्राट की तरह राज करता रहा, लेकिन उसने जरा भी मनमानी की तो उसे निकाल बाहर किया जाएगा। दरअसल दिल की यह मनमानी तब होती है जब वह अपने ही वश में नहीं

रहता। वह इतना अशक्त और कमजोर हो जाता है कि ठीक से काम नहीं कर पाता और जीवन के लिए एक गंभीर खतरा खड़ा कर देता है। उसकी मरम्मत करके भी जब हालत में सुधार नहीं किया जा सकता तो उसको बदलकर रोगी के प्राण बचाने की कोशिश तो की ही जानी चाहिए और आयुर्विज्ञान की कामयाबी भी तो इसी में है कि वह मनुष्य को नया जीवन दे सके, उसे निरोग करे और उसकी उम्र बढ़ा सके।

वैज्ञानिकों के मन में तो यह बात बहुत पहले से ही थी। जानवरों में दिल की अदला-बदली के प्रयोग तो 1905 में शुरू हो गए थे, लेकिन प्रयोगों का असल और अर्थपूर्ण दौर छठे और सातवें दशकों में ही देखने में आया। 1964 में दिल के एक मरीज को वनमानुष का दिल लगाया गया। डॉ. हार्डी द्वारा किया गया यह हैरतअंगेज ऑपरेशन तकनीकी तौर पर चाहे कामयाब माना गया, पर वनमानुष का दिल उस मरीज के जीने की हसरत ज्यादा दिन तक पूरी न कर सका। अपनी क्षमता से ज्यादा काम करते-करते आखिर वह भी थक-हारकर बैठ गया। उसके तीन साल बाद ही दुनिया का पहला हृदय प्रत्यारोपण सफल हुआ। दक्षिण अफ्रीका के केपटाउन शहर में डॉ. क्रिश्चन एन. बर्नार्ड ने लुई बाशकेन्सकी के थके-हारे दिल की जगह एक नया दिल लगा दिया। यह दिल ऐसे मृतक से लिया गया था जिसका मस्तिष्क तो मर चुका था, लेकिन दिल की धड़कनें मशीनों से जिंदा रखी गई थीं।

कहाँ से आए दूसरा दिल

हृदय प्रत्यारोपण के लिए स्वस्थ दिल जुटाने की यही प्रक्रिया है। जब कोई मस्तिष्क की चोट या किसी दूसरे कारण से जिंदगी गँवा देता है लेकिन कृत्रिम यंत्रों से उसका दिल चलता होता है, तो मृतक की वसीयत के अनुसार या उसके परिवार की सहमति से मृतक के दिल का महादान ले लिया जाता है। स्वयं मृत्यु का वरण कर वह किसी दूसरे के प्राणों की रक्षा का महापुण्य कमाता है।

खास बात यह है कि जिस मृत शरीर में खून का दौरा बंद होने के साथ दिल की धड़कनें भी बंद हो जाती हैं, वह दिल प्रत्यारोपण के लायक नहीं रहता, इसीलिए जिस मृतक को अस्पताल में डॉक्टरों ने जीवन की आस में पहले से मशीनों से जोड़ रखा हो, उसी के अंग काम में लाए जा सकते हैं। अब तक ऐसी

कोई विधि ईजाद नहीं की जा सकी है जिससे मृत देह के अंगों का संचय किया जा सके।

दरअसल बात यह है कि असीम दुख की उस घड़ी में न तो मृतक के परिवारजनों को अपने प्रिय के अंगों के महादान की सुध होती है और न दूसरा कोई उन्हें ऐसा करने के लिए कह सकने की हिम्मत जुटा पाता है, फिर भी यह असंभव काम नहीं है और जो अपनी भावनाओं को वश में कर सकते हैं और मानवता की निःस्वार्थ सेवा का ध्येय रखते हैं, वे इस तरह के महादान का पुण्य अवश्य प्राप्त करते हैं।

हृदय प्रत्यारोपण में सबसे बड़ी अड़चन यही है कि लगाने के लिए दिल मिले तो कहाँ से !

अपने-पराए का भेद

अंग पानेवाले व्यक्ति और दाता के ब्लड ग्रुप और विरासत में मिले एंटिजन में जब मेल नहीं हो पाता, तो दूसरी बड़ी अड़चन खड़ी हो जाती है। प्रत्यारोपण की सफलता के लिए इन दोनों में समरूपता आवश्यक है। इसका संबंध हमारे शरीर की उस इम्यून प्रणाली से है, जो अपने-पराए का भेद सबसे अधिक करती है और पराए को नष्ट करने की पुरजोर कोशिश भी करती है। शरीर में घुस आनेवाले रोगाणुओं को वह इसी तरह पहचानती है और फिर उन्हें नष्ट करने का प्रयास करती है। दरअसल इसका काम हमारे पूरे शरीर की हिफाजत करना ही है, लेकिन अंग प्रत्यारोपण में उसका यह सद्व्यवहार अपने ही जीवन के लिए एक बड़ा संकट खड़ा कर देता है। रोपित अंग चूँकि ग्रहण करनेवाले व्यक्ति के शरीर का मूल हिस्सा नहीं होता है, इसलिए इम्यून प्रणाली उसे आक्रमणकारी समझ लेती है और अपनी पूरी शक्ति से उस पर प्रहार कर देती है। दाता और अंग-ग्रहणकर्ता की जेनेटिक संरचनाएँ आपस में जितनी अधिक समान होंगी, इम्यून प्रणाली द्वारा रोपित अंग को रोगी के शरीर में स्वीकार किए जाने की संभावना उतनी ही बढ़ जाती है। प्रत्यारोपण के बाद एक लंबे समय तक रोगी को कुछ ऐसी दवाएँ भी दी जाती हैं, जो इम्यून प्रणाली को दबाए रखती हैं, पर दोनों का मेल-मिलाप बहुत जरूरी होता है। इम्यून प्रणाली अगर रोपित अंग को अस्वीकार कर देती है, तो मरीज की जिंदगी खतरे में पड़ जाती है।

हृदय प्रत्यारोपण ऑपरेशन

उन्नत देशों में इसीलिए अंग प्रत्यारोपण के लिए प्रतीक्षा कर रहे हर रोगी के ब्लड ग्रुप और टिशू एच.एल.ए. ऐंटिजनों का विवरण पहले से ही तैयार रहता है। यह विवरण अंग प्रत्यारोपण कार्यक्रम से जुड़े हरेक अस्पताल में दर्ज रहता है। जैसे ही कहीं अंग उपलब्ध होते हैं उनका ब्लड ग्रुप वगैरह पता करके प्रतीक्षा सूची से मिलाया जाता है और सही व्यक्ति को प्रत्यारोपण के लिए बुला लिया जाता है।

संयुक्त राज्य अमेरिका में इस समय लगभग डेढ़ सौ और यूरोप में पचास हृदय शल्यचिकित्सा केंद्र हृदय कार्यक्रम के हिस्सेदार हैं। यहाँ हर वर्ष सैकड़ों हृदय रोगी अपना दिल बदलवाते हैं और यह संख्या हर वर्ष बढ़ती ही जा रही है।

पिछले कुछ वर्षों से ऑपरेशन की कामयाबी की दर काफी बढ़ गई है। हाल के आँकड़ों से पता चलता है कि 85 प्रतिशत रोगी ऑपरेशन के एक वर्ष बाद भी स्वस्थ और सकुशल थे। यह एक बहुत बड़ी उपलब्धि है। दरअसल हृदय प्रत्यारोपण सिर्फ उन्हीं मरीजों में किया जाता है जिनके दिल किसी भी क्षण काम करना बंद कर सकते हैं। उनके जीने की उम्मीद छह महीने से भी कम होती है।

हृदय प्रत्यारोपण के पात्र

किस रोगी के लिए हृदय प्रत्यारोपण प्राणदायी होगा यह निर्णय गहरी सोच के बाद ही लिया जाता है। रोगी की उम्र 50 वर्ष से कम हो, वह मधुमेही न हो, उसके गुर्दे और जिगर (यकृत) ठीक से काम कर रहे हों, उसकी फुफ्फुस धमनियों में गतिरोध न हो और वह मानसिक रूप से स्वस्थ हो, तभी उसे प्रत्यारोपण के लिए उपयुक्त समझा जाता है।

आँकड़ों के मुताबिक हृदय प्रत्यारोपण करवानेवाले सबसे अधिक रोगी कोरोनरी हृदय रोग और फिर कार्डियोमयोपैथी से ग्रस्त होते हैं। उनके दिलों को दवाओं या ऑपरेशन से सुधारने की कोई गुंजाइश नहीं होती। उस समय रोग इतना बढ़ चुका होता है कि हृदय पेशियाँ रक्त-प्रवाह कायम रख पाने के काबिल नहीं होतीं। जीवन और अधिक खिंच पाना मुश्किल दिखता है। कुछ रोगियों की स्थिति तो इतनी खराब होती है कि हृदय उपलब्ध होने तक का इंतजार भी व्यर्थ प्रतीत होता है। उनके दिल की बिगड़ती हालत को किसी तरह चालू रखने

की पूरी कोशिश की जाती है। इसके लिए आजकल ऐसे यंत्र भी उपलब्ध हैं, जिन्हें दिल से जोड़कर खून को पंप किया जा सकता है।

ऑपरेशन की आवश्यकताएँ

हृदय प्रत्यारोपण की सफलता किसी हद तक शल्यविशेषज्ञों की निपुणता और तकनीकी तैयारी पर भी निर्भर करती है। इसके लिए कई बार हृदय शल्यविशेषज्ञों के दो दल साथ-साथ काम करते हैं। एक दल जहाँ मृतक के शरीर से हृदय को निकालता है, वहीं दूसरा दल, रोगी की छाती का ऑपरेशन कर इस तैयारी में रहता है कि दिल के मिलते ही उसे निपुणता से लगाया जा सके।

ऐसी भी तैयारी रहती है कि मृतक के शरीर से निकाला गया दिल जरूरत होने पर एक जगह से दूसरी जगह भी ले जाया जा सकता है, लेकिन शरीर से निकाल लिए जाने के बाद उसे ज्यादा से ज्यादा चार या पाँच घंटे तक ही जिंदा रखा जा सकता है। काश ! कि उसे लंबे समय तक बचाए रख पाना संभव होता। तब नेत्र-बैंक की तरह हृदय-बैंक भी बन जाते।

पहले तो प्रत्यारोपण के लिए स्वस्थ हृदय प्राप्त कर पाना ही काफी कठिन कार्य है, पर रोपण के बाद उसकी कामयाबी बनाए रखना भी काफी कड़ी परीक्षा है। मेहनत तभी सफल हो पाती है जब इम्यून प्रणाली नए दिल को अपना बना ले। इम्यून प्रणाली को दबाए रखने के लिए दवाएँ जब तक जारी रहती हैं, तब तक संक्रमण का खतरा भी बना रहता है।

हृदय प्रत्यारोपण इतना महँगा होता है कि इसका खर्च कोई-कोई ही उठा सकता है। अमेरिका में इस पर एक लाख डॉलर से ज्यादा की लागत आती है। भारत में इसके मुकाबले खर्चा काफी कम है, पर प्रत्यारोपण के लिए स्वस्थ हृदय जुटा पाना बहुत मुश्किल है। हमारी सामाजिक रस्में मृत देह के अंश मात्र को भी दान करने से रोकती हैं। दूसरी बात यह है कि अधिकांश अस्पतालों में इतनी उन्नत सेवाएँ नहीं हैं कि मस्तिष्क की मृत्यु के बाद भी शरीर में खून का दौरा कायम रखा जा सके।

कृत्रिम हृदय की तलाश

इन मुश्किलों को देखते हुए ही कुछ अत्याधुनिक प्रयोगशालाएँ कृत्रिम हृदय को

विकसित करने में जुटी हुई हैं। वैज्ञानिकों का सपना है कि वे तरह-तरह के पदार्थ मिलाकर एक ऐसा दिल बना लेंगे जो कुदरती दिल का पूरा काम आसानी से कर सकेगा। उन्हें उम्मीद है कि थके-हारे हाड़-मांस के दिल को निकालकर उसकी जगह यह यांत्रिक दिल सीने में ही रोपित हो सकेगा। उसे एक ऐसी बैट्री से ऊर्जा मिलेगी जो समय से चार्ज हो सकेगी।

सच तो यह है कि इस तरह का यांत्रिक हृदय बना भी लिया गया है और इसकी प्रथम आजमाइश से इस बात की पूरी संभावना है कि इस सदी के दूसरे-तीसरे दशक में ही कुछ लोग यांत्रिक दिल के साथ घूम-फिर सकेंगे। समय ही बताएगा कि दिल से जुड़े तमाम मुहावरे तब क्या होंगे!

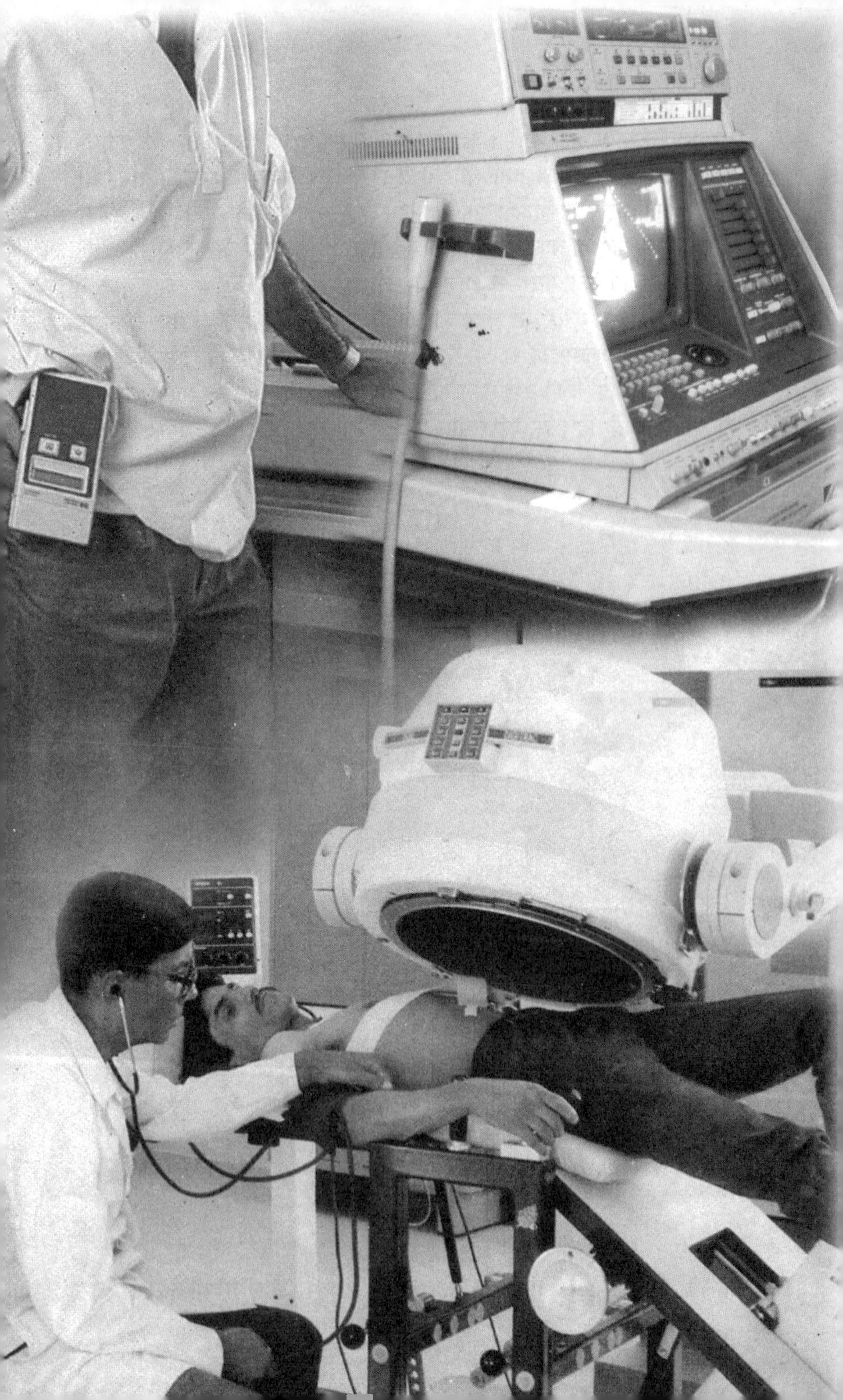

7

जाँच-परीक्षणों की दुनिया

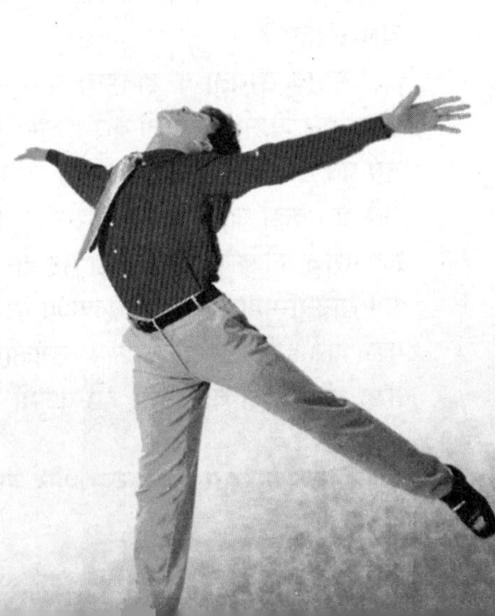

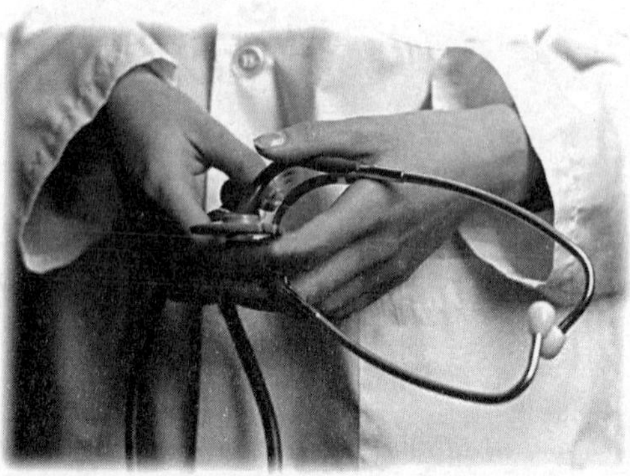

हृदय रोग की जाँच-पड़ताल

उर्दू के प्रसिद्ध शायर मीर ने भी शंका उठाई थी कि 'देख तो दिल कि जाँ से उठता है। ये धुआँ-सा कहाँ से उठता है।' यह बात सोलह आने ठीक है कि आग बुझाने के लिए निकलने से पहले यह जानना बेहद जरूरी है कि आखिर धुआँ कौन-सी जगह से उठ रहा है। चिकित्सा के क्षेत्र में भी कामयाबी के लिए यह बेहद जरूरी है कि रोगी की ठीक से जाँच-पड़ताल हो, तभी उसके रोग का पता चल सकता है।

मानव सभ्यता के इतिहास में प्रेमी जोड़ों के अलावा सबसे पहले दिल की टोह अगर किसी ने ली तो वैद्य-हकीमों ने। दिल की जाँच का पहला पन्ना सैकड़ों वर्ष पूर्व उन वैद्य-हकीमों ने लिखा जो मरीज की नब्ज देखकर रोग का पता कर लेते थे। कहा जाता है कि धीरे-धीरे वे नाड़ी-विद्या में इतने पारंगत हो गए थे कि मरीज की कलाई की नाड़ी पर डोर बाँधकर ही रोग का पूरा हाल जान लेते थे। रानियाँ-महारानियाँ चूँकि हमेशा परदे में रहा करती थीं इसलिए उनके बीमार पड़ने पर इसी डोर-तकनीक से उनकी बीमारी का पता किया जाता था। इस तरह की अनेक कहानियाँ बड़े-बुजुर्गों से आज भी सुनने को मिलती हैं।

आयुर्विज्ञान का प्रतीक–काफी पुराना और सबसे प्राथमिक यंत्र–आला या स्टेथेस्कोप दिल की धड़कन को सुनकर रोग का अंदाजा लगाने के लिए ही बनाया गया है। इसका आविष्कार 1816 में पेरिस के एक चिकित्सक डॉ. रेने लेनेक ने किया था। आज भी इससे दिल की ताल-बेताल और फेफड़ों का हाल जानने को मिलता है। 1896 में इटली की डॉ. रिवा रोकी ने रक्तचाप नापने के यंत्र का आविष्कार किया जो आज भी महत्त्वपूर्ण है।

इलेक्ट्रोकार्डियोग्राम (ई.सी.जी.)

दिल की बीमारी की जाँच में सहायक उपरोक्त दो यंत्रों के साथ जो सिलसिला शुरू हुआ वह आज उस सोपान पर पहुँच चुका है जिसकी तब शायद कल्पना ही नहीं हो सकती थी। 1903 में आइनथोवन ने एक अत्यंत संवेदनशील गेलवेनोमीटर पर आधारित इलेक्ट्रोकार्डियोग्राम (ई.सी. जी.) यंत्र विकसित किया जिसके लिए उन्हें 1924 में नोबेल पुरस्कार से सम्मानित किया गया। इस यंत्र के साथ हृदय रोग चिकित्सा के नए युग की शुरुआत मानी जाती है। विज्ञान की अलग-अलग

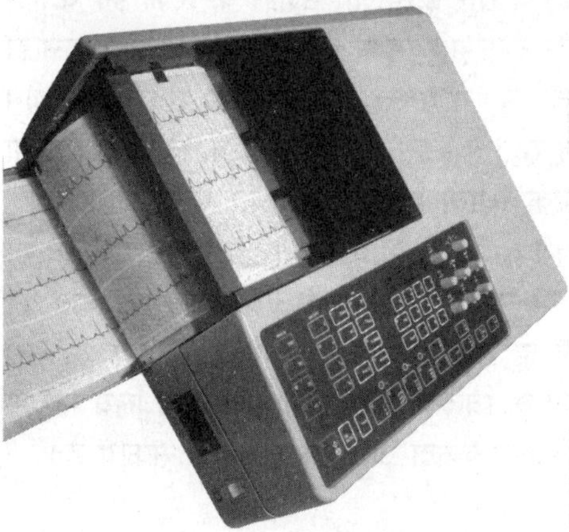

शाखाओं ने महसूस किया कि वैज्ञानिक खोजों को मिल-जुलकर समूचे जीव-संसार की सेवा और विकास में लगाया जा सकता है। वैज्ञानिकों के इस एहसास से लगभग हर क्षेत्र में विकास की क्रांतिकारी गति देखने में आई। चिकित्सा के क्षेत्र में भी नए-नए यंत्रों और उपकरणों की बाढ़-सी आने लगी। इसकी परिणति आम आदमी तक चिकित्सा-सुविधाएँ पहुँचाने और वैज्ञानिक तौर-तरीकों से रोग का निदान करने में होनी ही थी। आज अनेक तरह की जाँचें उपलब्ध हैं, पर किस मरीज पर कौन-सी जाँच किस

स्थिति में जरूरी है, यह अनुभवी डॉक्टर ही तय कर सकता है।

ई.सी.जी. में डॉक्टर को दरअसल दिल की पेशियों में प्रवाहित विद्युत का हालचाल पता लगता है। यह बुनियादी जाँच डॉक्टर को दिल की पेशियों, धड़कनों, लय-ताल और चैंबरों की स्थिति के बारे में काफी कुछ महत्त्वपूर्ण जानकारी देती है। ऐंजाइना के दर्द या दिल का दौरा पड़ने पर दिल की पेशियों की हालत, दिल की तालबद्धता में किसी भी किस्म की असामान्यता, किसी भी चैंबर में कोई गड़बड़, दिल को चारों तरफ से घेरे रहनेवाली पेरिकार्डियम झिल्ली में पानी का भरना आदि दिल के मर्जों के संकेत देने में यह जाँच सहायक होती है। इस जाँच की खासियत यह है कि बगैर किसी पूर्व तैयारी के इसे किसी भी वक्त सरलता से किया जा सकता है।

जाँच के वक्त मरीज की छाती, कलाइयों और टखनों पर हल्के से एक खास किस्म का द्रव लगाया जाता है। उसके बाद उन स्थानों पर तार से जुड़ी प्लास्टिक की डिस्क चिपका दी जाती है। ये तारें ई.सी.जी. मशीन के रिकार्डिंग यंत्र से जुड़ी रहती हैं। प्लास्टिक की डिस्क के माध्यम से दिल की पेशियों में उत्पन्न हो रही विद्युत तरंगों के संकेत मिलते हैं। ये संकेत तारों के जरिए रिकॉर्डिंग मशीन में एक ग्राफ पेपर पर दर्ज होते रहते हैं। इस प्रकार मरीज के दिल की पेशियों में प्रवाहित विद्युत तरंगों का एक स्थायी रिकॉर्ड प्राप्त कर लिया जाता है।

यह जाँच चंद मिनटों में पूरी हो जाती है और मरीज को किसी भी किस्म की कोई तकलीफ नहीं होती है। मरीज या उसके संबंधियों को इस बात का ध्यान रखना चाहिए कि ई.सी.जी. अगर बिल्कुल सामान्य हो तब भी उसे सँभालकर रखना न भूलें। मरीज के जितने भी ई.सी.जी. जब-जब लिये गए हों उन्हें देखकर डॉक्टर दिल की हालत ज्यादा आसानी से समझ सकता है।

ट्रेडमिल टैस्ट

कुछ दिल अपनी बीमारी सामान्य ई.सी.जी. से छुपा लेते हैं, और इससे कोरोनरी हृदय रोग (ऐंजाइना) के कुछ मरीजों के मर्ज समझने और उसका सही निदान ढूँढ़ने में डॉक्टर को परेशानी होती है। होता दरअसल यह है कि मरीज छाती में रह-रहकर उठनेवाले क्षणिक दर्द की शिकायत करता है। मरीज जब कभी कठिन मानसिक या शारीरिक परेशानियों के दौर से गुजरता है, यह दर्द अचानक उठ जाता है। मरीज की इस शिकायत के बाद डॉक्टर तक पहुँचने और ई.सी.

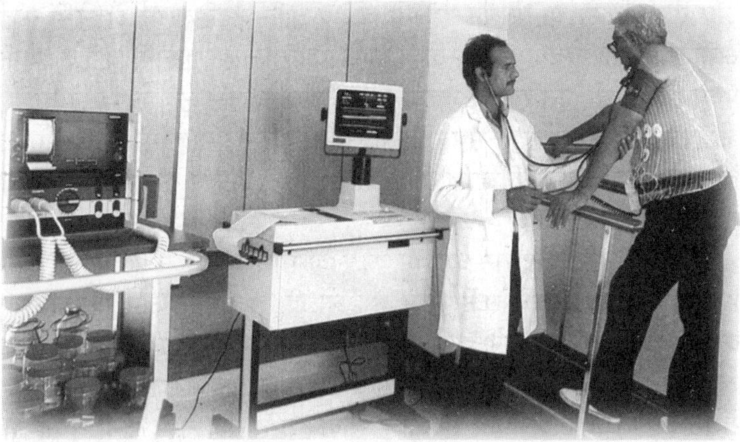

जी. किए जाने में जो वक्त लगता है, तब तक दर्द महाशय गायब हो जाते हैं और ई.सी.जी. बिल्कुल सामान्य दिखता है। दर्द की इस शरारत को ठीक मौक़े पर पकड़ने के लिए एक तरकीब सोची गई। इस तरकीब के मुताबिक दिल की क्षमता का सही मूल्यांकन करने के लिए मरीज का व्यायाम करते हुए ई.सी.जी. लिया जाता है। इसे ही 'ट्रैडमिल टैस्ट' कहते हैं।

इस जाँच के दौरान मरीज को एक खास किस्म की मशीन पर क्रमबद्ध तरीके से शारीरिक व्यायाम करवाया जाता है। मरीज को एक यंत्रचालित मोटी-चौड़ी कनवेयर बेल्ट पर, जिसकी गति धीरे-धीरे बढ़ाई जाती है, चलते रहने की हिदायत दी जाती है। व्यायाम के दौरान उसके शरीर पर ठीक ई.सी.जी. की तरह तारों से जुड़ी डिस्क द्वारा ई.सी.जी. रिकॉर्ड किया जाता है, साथ ही उसके ब्लड प्रेशर, श्वास-गति और नब्ज को भी रिकॉर्ड किया जाता है। इस प्रकार जाँच करने से यह पता चल जाता है कि मरीज का हृदय कितना बोझ या 'स्ट्रेस' सहन कर सकता है।

ट्रैडमिल टैस्ट के लिए तैयार होने से दो घंटे पहले मरीज को पानी पीने के अतिरिक्त कुछ नहीं खाना चाहिए। अगर यह जाँच सुबह हो रही है तो नाश्ते में सिर्फ हल्का आहार ही लें; तला हुआ या वसायुक्त भोजन, मक्खन, घी, चाय, कॉफी और सिगरेट का सेवन बिल्कुल वर्जित है। रोग के निदान के लिए किसी दवा का सेवन यदि पहले से चल रहा है तो उसके लेने के बारे में डॉक्टर से जरूर पूछ लें। पुरुषों को जाँच से पहले अपनी छाती के बाल साफ कर लेने चाहिए

और ढीली निकर या पतलून पहननी चाहिए ताकि ट्रैडमिल पर दौड़ने में कोई असुविधा न हो, स्त्रियों को भी ढीली कमीज और पतलून पहननी चाहिए। रोगी पुरुष हो या स्त्री, उसे रबर के तलेवाले हल्के आरामदायक जूते ही पहनने चाहिए जो फिसलें नहीं। जाँच के समय किसी सगे-संबंधी की मौजूदगी भी जरूरी है। इसके अतिरिक्त मर्ज-संबंधी जाँच की सभी रिपोर्टें, डॉक्टर के पर्चे वगैरह साथ में रखना न भूलें।

ट्रैडमिल टैस्ट के दौरान व्यायाम की अवधि सिर्फ तीन से 20 मिनट रहती है। इस बीच हृदय चिकित्सक मरीज के ई.सी.जी., हृदय-गति और रक्तचाप पर कड़ी नजर रखता है। जैसे ही किसी किस्म की कोई समस्या पैदा होती नजर आती है, टैस्ट वहीं पर रोक दिया जाता है। जाँच के बाद मरीज हालाँकि अपनी रोजमर्रा की जिंदगी शुरू कर सकता है लेकिन तुरंत बाद गरम पानी से नहाना मना है। ट्रैडमिल टैस्ट की प्रमुख भूमिका ऐंजाइना रोग के निदान में है। इसके अलावा पुनर्वास के दौरान रोगी का दिल कितना बोझ उठा सकता है, इसका आकलन करने में भी आसानी रहती है। इससे विशेषज्ञ को मरीज की गतिविधियाँ निर्धारित करने में काफी मदद मिलती है। जहाँ तक किसी तरह के खतरे का सवाल है, यह दस हजार में से मुश्किल से एक रोगी में देखा गया है लेकिन जिस रोगी को आराम करते हुए भी ऐंजाइना का दर्द हो, दिल का दौरा पड़ने का अंदेशा हो या कुछ दिन पहले ही दिल का दौरा पड़ा हो, उस पर यह जाँच नहीं की जाती। यह सावधानी लाजिमी ही है चूँकि इन स्थितियों में दिल पर किसी भी तरह का बोझ डालना बेहद जोखिम-भरा है।

किसी भी जाँच के नतीजे शत-प्रतिशत नहीं होते, यह तथ्य ट्रैडमिल टैस्ट पर भी लागू होता है। कोई 10 प्रतिशत मरीजों में रोग के लक्षण गलती से भी दिखाई पड़ते हैं। रोग होता नहीं, पर टैस्ट से लगता है कि रोग है। जबकि 15 प्रतिशत रोगियों में इसका बिल्कुल उलट होता है, रोग होते हुए भी टैस्ट में रोग के लक्षण नहीं दिखते। इसलिए टैस्ट को ठीक से पढ़ने के लिए डॉक्टर को रोगी की पूरी बीमारी के बारे में पता होना चाहिए तभी वह सही नतीजे पर पहुँच सकता है।

हॉल्टर मॉनीटरिंग

हॉल्टर मॉनीटरिंग वह खास जाँच-विधि है जिसके द्वारा रोगी का 24 घंटों का

ई.सी.जी. लगातार रिकॉर्ड कर सकते हैं। पॉकेट ट्रांजिस्टर के आकार का ई. सी.जी. रिकॉर्डर यूनिट और ई.सी.जी. का विश्लेषण करनेवाला खास कंप्यूटर जिसे एनालाइजर कहते हैं, इस विधि में इस्तेमाल किए जाते हैं। जिस मरीज के दिल की जाँच करनी होती है, उसकी छाती पर इलैक्ट्रोड्स (प्लास्टिक डिस्क्स) लगा दिए जाते हैं और उन्हें हॉल्टर रिकॉर्डर से जोड़ दिया जाता है। रिकॉर्डर को मरीज की बेल्ट से बाँध दिया जाता है, और मरीज को रोजमर्रा की तरह अपने सभी सामान्य काम-धंधों और खाने-पाने की छूट होती है। उसे सिर्फ़ यह हिदायत होती है कि वह अपनी हरेक गतिविधि का ब्यौरा एक डायरी में समयानुसार लिखता रहे। इस बीच यदि उसे किसी तरह का दर्द या तकलीफ महसूस हो, तो उसे भी समय के साथ अपनी डायरी में नोट कर ले। इस सबके दौरान हॉल्टर रिकॉर्डर पर मरीज का ई.सी.जी. बराबर रिकॉर्ड होता रहता है, यानी दिल की हालत का पूरा लेखा-जोखा प्राप्त हो जाता है।

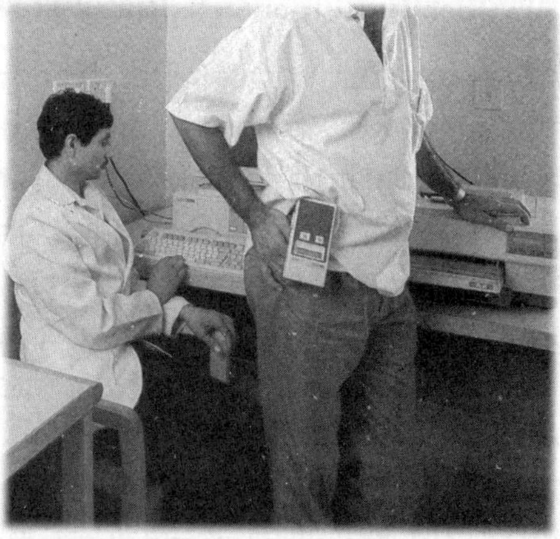

जाँच के लिए मरीज को न तो किसी किस्म की कोई विशेष तैयारी करनी होती है और न ही उसकी गतिविधियों पर ही कोई प्रतिबन्ध होता है। सिर्फ स्नान करने की मनाही होती है ताकि इलैक्ट्रोड्स अपने स्थान पर बने रहें। जाँच की अवधि पूरे होने पर अस्पताल में मरीज पर से रिकॉर्डर और इलैक्ट्रोड्स हटा लिए जाते हैं, फिर एनालाइजर की मदद से हृदय विशेषज्ञ ई. सी.जी. के रिकॉर्ड का अध्ययन करता है। इस जाँच से जहाँ रोग का निदान कर पाना संभव है वहीं एक महत्त्वपूर्ण जानकारी भी मिलती है कि रोगी का दिल किन-किन स्थितियों में कब-कब असामान्य होता है। समय और स्थितियों-परिस्थितियों की सही जानकारी मिलने पर डॉक्टर मरीज के दिल का मर्ज समझ लेता है। ये सब जानकारियाँ दवा की मात्रा और समय निर्धारण के लिए भी महत्त्वपूर्ण सिद्ध होती हैं।

थैलियम-201 मायोकार्डियल सिंटिग्राफी या रेडियो न्यूक्लियर टैस्ट

नई या पुरानी धमनी की बीमारियों की पहचान के लिए रेडियो नाभिकीय जाँच महत्त्वपूर्ण है। थैलियम-201 एक रेडियो औषधीय तत्त्व है जो हृत्पेशी स्तर (मायोकार्डियम) यानी हृदय-पेशियों के तंतुओं से विशेष लगाव रखता है। यह तत्त्व हृदय की पेशियों में किस मात्रा में जज्ब होगा, यह दिल के उस हिस्से में कोरोनरी धमनी के रक्त प्रवाह की स्थिति और हृदय-पेशियों के तंतुओं की शारीरिक स्थिति पर निर्भर करता है। मरीज को थैलियम-201 का इंजेक्शन दिया जाता है और फिर गामा कैमरा से दिल के चित्र उतारे जाते हैं। रोग से प्रभावित हिस्से के तंतु क्योंकि रेडियोधर्मी तत्त्व को जज्ब नहीं कर पाते इसलिए इन चित्रों पर साफ पहचान में आ जाते हैं। कोरोनरी धमनी की बीमारी द्वारा हृदय-पेशियों के तंतुओं का इस्कीमिया और हृदय-पेशियों के तंतुओं में दिल के दौरे से पड़े गंभीर व पुराने दागों को सूक्ष्म अवलोकन कर पहचान लिया जाता है।

इस जाँच से चार घंटे पूर्व कुछ भी खाना या पीना मना है। मरीज अगर प्रोपैनोलॉल जैसी दवा लेता हो तो जाँच से 48 घंटे पूर्व ही उसे लेना बंद कर दिया जाता है। इस संबंध में जरूरी हिदायत जाँच करनेवाले डॉक्टर से ले लेनी चाहिए। जाँच के वक्त वही कपड़े पहनने चाहिए जो आरामदेह हों और जिनके साथ व्यायाम किया जा सके। जाँच के दौरान किसी जिम्मेदार संबंधी का साथ में होना भी अनिवार्य है।

जाँच-प्रयोगशाला में मरीज की छाती पर एक द्रव लगाकर ई.सी.जी. इलैक्ट्रोड्स चिपका दिए जाते हैं ताकि जाँच के दौरान लगातार ई.सी.जी. लिया जा सके। टैस्ट बाइसिकिल आर्गोमीटर उपकरण और गामा कैमरा दोनों की ही मदद से होता है। मरीज को इस उपकरण पर कसरत करनी होती है। कसरत के दरमियान ही डॉक्टर मरीज की नस में सूई लगाता है और रेडियोधर्मी तत्त्व इंजेक्ट कर उसे एक और मिनट तक कसरत करने को कहता है। गामा कैमरा से दिल के चित्र उतारे जाते हैं और कंप्यूटर की सहायता से उनका विश्लेषण किया जाता है। जाँच के बाद मरीज को कुछ देर आराम करने के लिए कहा जाता है और अगर जरूरत महसूस होती है तो चार-छह घंटों के बाद गामा कैमरा से फिर चित्र उतारे जाते हैं। जाँच के मुकम्मल होने पर मरीज को अस्पताल में भर्ती वार्ड में भेज दिया जाता है। ओ.पी.डी. से आया रोगी घर लौट सकता है। उसे जाँच के परिणाम प्रायः अगले दिन ही मिलते हैं।

रेडियोन्यूक्लाइड वेंट्रीकुलर परफॉरमेंस या मूगा टैस्ट

मरीज के बाएँ और दाएँ निलय की कार्य-कुशलता देखने के लिए जिस महत्त्वपूर्ण रेडियो आइसोटोप जाँच का प्रयोग किया जाता है वह 'रेडियो-न्यूक्लाइड वेंट्रीकुलर परफॉरमेंस टैस्ट' या 'मूगा टैस्ट' (मल्टिपल-गेटेड एक्वीजिशन टैस्ट– MUGA Test) है। बायपास ऑपरेशन से पहले, ऑपरेशन के बाद में तथा दिल का दौरा पड़ने के बाद हृदय की स्थिति के बारे में इस जाँच की मदद से काफी विश्वसनीय और उपयोगी जानकारी प्राप्त की जा सकती है। सही इलाज चुनने में और इलाज के परिणामों का जायजा लेने में इस जाँच का बहुत ही महत्त्वपूर्ण हाथ है।

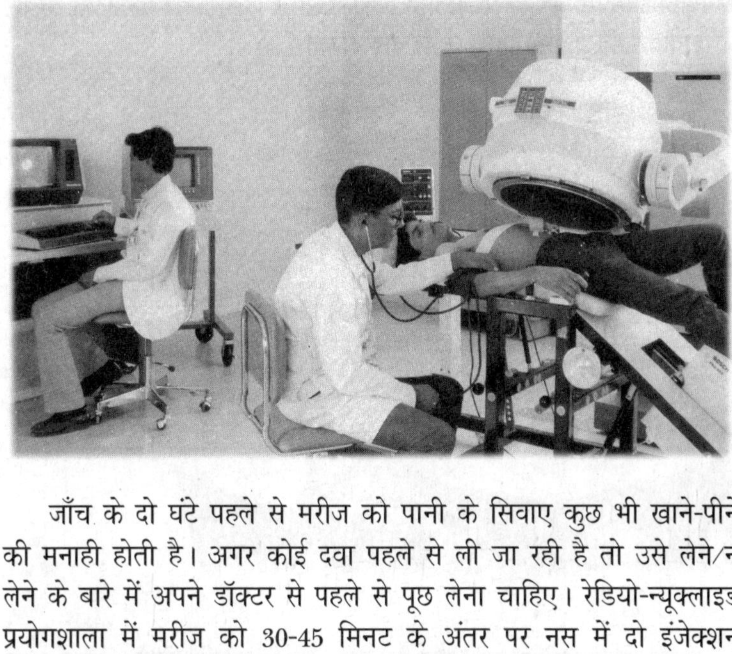

जाँच के दो घंटे पहले से मरीज को पानी के सिवाए कुछ भी खाने-पीने की मनाही होती है। अगर कोई दवा पहले से ली जा रही है तो उसे लेने/न लेने के बारे में अपने डॉक्टर से पहले से पूछ लेना चाहिए। रेडियो-न्यूक्लाइड प्रयोगशाला में मरीज को 30-45 मिनट के अंतर पर नस में दो इंजेक्शन दिए जाते हैं। आमतौर पर दूसरा इंजेक्शन टेक्नेशियम-99एम जैसे रेडियोआइसोटोप का दिया जाता है। रेडियोआइसोटोप के पूरे शरीर में फैल जाने पर मरीज को गामा कैमरा लगे बाइसिकिल अर्गोमीटर पर ले जाया जाता है। फिर मरीज के आराम की स्थिति में और कसरत करते हुए गामा कैमरे से दिल के चित्र लिये जाते हैं। यह जाँच करीब एक घंटे में पूरी हो

जाती है और उसके बाद मरीज अपने घर या वार्ड में जा सकता है।

इकोकार्डियोग्राफी

सूक्ष्म ध्वनि-तरंगों का आज रोग-निदान में खूब उपयोग हो रहा है। आदमी के सुनने की क्षमता से बाहर अति सूक्ष्म ध्वनि-तरंगों को लक्ष्य की ओर फेंकने से जो प्रतिध्वनि गूँज के रूप में पैदा होती है उससे वस्तु का बिंब तैयार करने की तकनीक दूसरे विश्व युद्ध में आजमाई जा चुकी थी। उससे पानी में छिपी पनडुब्बियाँ खोजी जाती थीं। अब इसी अल्ट्रासाउंड का प्रयोग रोग का पता लगाने में किया जाता है। हृदय-चिकित्सा में इसी सिद्धांत पर आधारित तकनीक को 'इकोकार्डियोग्राफी' कहा जाता है। इस विधि से दिल के हर हिस्से की तस्वीर और क्रिया-प्रक्रिया मॉनीटर पर दिखाई पड़ती है।

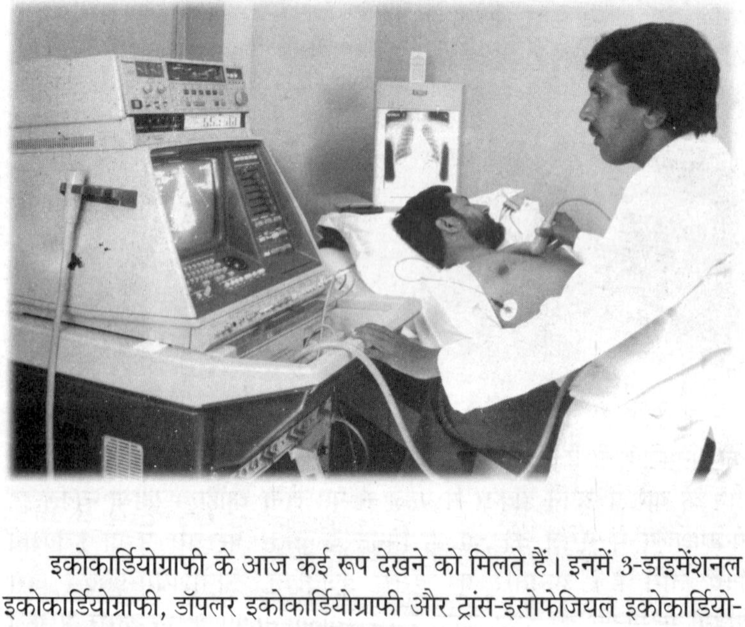

इकोकार्डियोग्राफी के आज कई रूप देखने को मिलते हैं। इनमें 3-डाइमेंशनल इकोकार्डियोग्राफी, डॉपलर इकोकार्डियोग्राफी और ट्रांस-इसोफेजियल इकोकार्डियोग्राफी प्रमुख हैं। सामान्य टू.डी. या डॉपलर इकोकार्डियोग्राफी करवाने से पहले मरीज को किसी तरह का परहेज करने की जरूरत नहीं पड़ती। वह अपनी दवाओं और खान-पान को पूर्ववत् रख सकता है।

जाँच के लिए मरीज को लिटा दिया जाता है और उसकी छाती पर जेली-जैसा एक पदार्थ लगाया जाता है; फिर मशीन से जुड़े, माइक्रोफोन की तरह दीखने वाले ट्रांसड्यूसर नामक उपकरण को मरीज की छाती से सटाकर जाँच शुरू की जाती है। इस ट्रांसड्यूसर के माध्यम से दिल की तरफ सूक्ष्म ध्वनि-तरंगें फेंकी जाती हैं जो दिल से टकराकर गूँज यानी 'इको' के रूप में मशीन में पहुँचती हैं। मशीन इस इको को दिल की पूरी तस्वीर में बदल देती है। उसे मशीन से जुड़े टेलीविजन स्क्रीन पर दिल के अंग पल-पल देखे जा सकते हैं। आवश्यकतानुसार इसकी वीडियो फिल्म भी तैयार की जा सकती है। यह जाँच बिल्कुल हानिरहित है और इसका उपयोग गर्भवती महिलाओं पर भी बेखटके किया जा सकता है।

हृदय के जन्मजात विकार, हृदय रोग के कारण दिल में आए फैलाव, हृदय के चारों ओर की झिल्ली में भर आया पानी (पेरीकार्डियल इफ्यूजन) और हृदय की रक्त पंप करने की क्षमता को जाँचने में इकोकार्डियोग्राफी तकनीक बहुत उपयोगी होने से काफी प्रचलित भी है।

कोरोनरी ऐंजियोग्राफी व कार्डियक कैथेटराइजेशन

सीने के दर्द में जब सभी जाँच-परीक्षणों के बावजूद रोग की पुष्टि नहीं होती, या कोरोनरी रोग की गंभीरता का आकलन करना होता है अथवा जब ऐंजियोप्लास्टी या बायपास ऑपरेशन की जरूरत महसूस होती है, तब कोरोनरी ऐंजियोग्राफी जरूरी हो जाती है। यह जाँच उस खास कक्ष में की जाती है जिसमें फ्लोरोस्कॉपी एक्स-रे यूनिट लगी होती है और जो बहुत कुछ एक ऑपरेशन थिएटर जैसा लगता है।

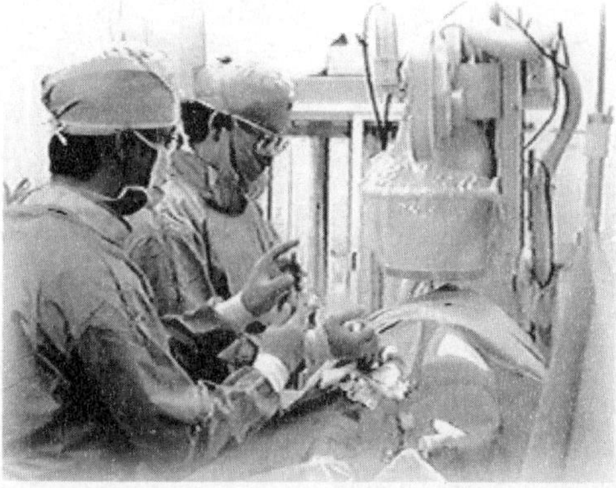

इस जाँच के लिए रोगी की बाँह या जाँघ की रक्त-धमनी के जरिए एक लंबी पतली और लचीली ट्यूब को धीरे-धीरे

सरकाकर कोरोनरी रक्त धमनियों के शुरुआती सिरे तक पहुँचाया जाता है। इसके बाद कोरोनरी धमनियों में कंट्रास्ट दवा इंजेक्ट की जाती है और अलग-अलग कोण से कोरोनरी धमनियों के एक्स-रे चित्र खींच लिए जाते हैं। इस प्रकार कोरोनरी रक्त-धमनियों के पूरे जाल की जीती-जागती तस्वीरें आँखों के सामने आ जाती हैं। डॉक्टर इन चित्रों को विडियो फिल्म या सी. डी. पर रिकार्ड कर लेते हैं ताकि बाद में इत्मीनान से उनका अध्ययन कर सकें। इन चित्रों से यह स्पष्ट हो जाता है कि रोग कितना फैला हुआ है–कौन-कौन सी कोरोनरी धमनियाँ और उनकी शाखाएँ-उपशाखाएँ कहाँ कहाँ किस सीमा तक बंद हैं।

कार्डियक कैथेटेराइजेशन जाँच भी ऐंजियोग्राफी से बहुत कुछ मिलती-जुलती है। इस विधि से दिल के खानों (चैम्बरों) के जीते-जागते एक्स-रे चित्र, अलग-अलग खानों से खून के नमूने और उनमें खून के दाब की पूरी जानकारी मिल जाती है। जटिल किस्म के जन्मजात हृदय विकारों को स्पष्ट रूप से जानने और उसके मुताबिक उपचार तय करने में इस जाँच की खास आवश्यकता होती है।

परिशिष्ट

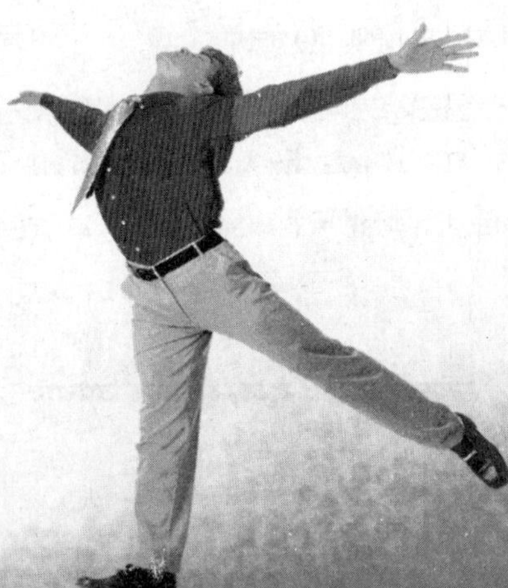

खान-पान और कैलोरी गणित

(प्रति *100 ग्राम* या दिए गए माप के मुताबिक)

अन्न और अन्न से बनी चीजें

	कैलोरी
गेहूँ का आटा	341
मध्यम आकार की रोटी (35 ग्राम आटा)	119
छोटे आकार की रोटी (24 ग्राम आटा)	80
सादा पराँठा	275
पूरी-भाजी	245
बाजरा	361
मकई का आटा	355
चावल (रामिल्ड)	345
चावल (पोहा)	325
चावल (पका हुआ)	70
कच्चा भुट्टा	125
कॉर्न फ्लेक्स 1 कप (25 ग्राम)	95
पॉप कॉर्न (50 ग्राम)	170
रागी	328
तीन बड़े चम्मच (60 ग्राम) साबूदाना	351

	कैलोरी
सूजी	348
डबल रोटी(1 स्लाइस)(3½"×4"×0.4")	60
बन	280
ओटमील (1/3 कप) 27 ग्राम	110
चूनी (चीरूटी)	240
दोसा सादा (मीडियम, 9'' व्यास)	130
दलिया (मीठा)	215
धवान	280
इडली (1 मीडियम, 3½'' व्यास)	100
गुजिया	508
खारी भात	125
मैक्रोनी (30 ग्राम, 2/3 कप पकी)	115
रवा अप्पम	318
उपमा	230
रवा पुट्टू	56

घी-तेल

पाश्चराइज्ड (मक्खन)	755
क्रीम	213
घी	900
तेल (कोई भी)	900
मारग्रीन	755
वनस्पति घी (डालडा, रथ)	900

दालें

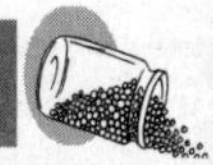

	कैलोरी		कैलोरी
भुने चने	369	सोयाबीन	432
चना दाल	372	दाल (पकी, गाढ़ी, 1/3कप,	
उड़द	347	113 ग्राम)	145
मूँग	334	दाल (पतली, 1/3 कप,	
मसूर	343	92 ग्राम)	92
राजमा	346	साँवर (आधा कप)	105
रसम (1 कप)	12		

शक्कर

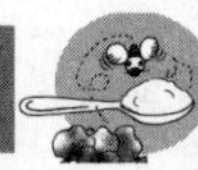

गुड़ (15 ग्राम)	57	शक्कर (एक छोटा चम्मच, 5 ग्राम)	16
शहद (एक छोटा चम्मच)	30	शक्कर (1 क्यूब)	12
जैम (एक छोटा चम्मच)	20	बूरा (एक बड़ा चम्मच)	45

नट (गिरी)

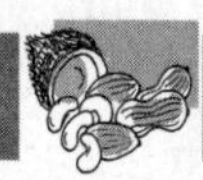

बादाम (10 ग्राम, 10-12)	65	नारियल (कच्चा)	41
काजू (10 ग्राम, 8-10)	88	मूँगफली	560
खोपरा (सूखा)	662	अखरोट (15 ग्राम, 8-10 आधे)	102

दूध और दूध से बनी चीजें

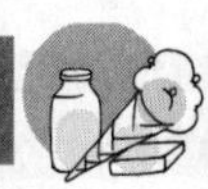

गाय का दूध (एक कप)	100	बटर मिल्क(छाछ, मलाई के	
भैंस का दूध (एक कप)	115	बिना स्किम्ड ग्लास)	25
स्टैंडर्ड दूध (एक कप)	137	अमूल चीज	348
सपरेटा दूध	45	दही (गाय)	60
टोंड मिल्क (एक कप)	100	खोया	206
गाढ़ा दूध (मीठा, एक कप)	320	कस्टर्ड (बेक्ड)	114
गाढ़ा दूध (एक बड़ा चम्मच, 20 ग्राम)	64	आइसक्रीम	205
गाय के दूध का पाउडर	496	खीर	178
छैना (गाय)	265	मिल्क केक	331

गोश्त

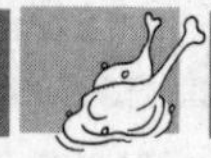

	कैलोरी
बेकन (कच्चा)	405
चिकन	109
चिकन (ब्राइलर)	151
अंडा एक (40 ग्राम)	65
अंडा जर्दी एक	52
हैम (पका)	305
लैंब लीवर (कच्चा)	136
मीट सॉसेजिस	312
मटन	194

मछली

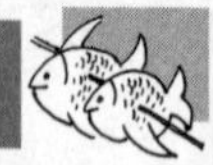

	कैलोरी
एनकोबी (मांस)	165
हेरिंग	106
हिलसा	273
काटला	111
लोब्सटर	90
मृगल	98
पामफ्रेट	87
राहू	97
सारडाइंस	80
सिंघाड़ा	165

कंद-मूल

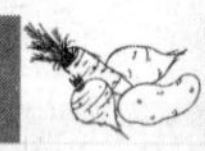

	कैलोरी
गाजर	48
अरबी	97
कमल ककड़ी	53
प्याज	50
आलू	97
शकरकन्दी	120
कसावा	157
शलगम	29
जिमीकन्द	79

सलाद और सूप

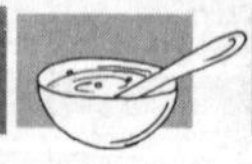

	कैलोरी
चुकंदर	62
पत्ता गोभी	27
गाजर	48
ककड़ी	13
लेट्स (सलाद)	21
पोदीना	48
प्याज (छोटा)	59
मूली (गुलाबी)	32
मूली (सफेद)	17
टमाटर	21
ब्राउन मीट सूप (1 कप, 150 मिली लीटर)	115
चिमनक्रीम सूप (150 मिली लीटर)	85
क्लीयर शाकाहारी सूप (150 मिली लीटर)	12
टमाटर क्रीम सूप (1 कप 150 मिली लीटर)	65

साग-सब्जियाँ

	कैलोरी
चौलाई	45
चने का साग	66
पत्ता गोभी	45
अरवी का पत्ता	56
मेथी	49
सरसों	34
मूली का पत्ता	28
सारली का साग	86
पालक	26

डिब्बा बंद फल

मिले-जुले फल (आधा कप)	76
आडू (3 मीडियम आधे)	54
अनानास (2 स्लाइस)	70

सूखे मेवे

खुमानी	306
खजूर	317
मूँगफली	560
बादाम (10 गिरी)	65
काजू (8-10 गिरी)	88
अखरोट (8-10 आधे)	102
खरबूजे के बीज	607
किशमिश	315

बिस्कुट और केक

नमकीन बिस्कुट-1 (3.0 ग्राम)	15
मीठा बिस्कुट-1 (4 ग्राम)	24
क्रीम, क्रेकर, नाइस, मेरी एरो रूट	20
कोकोनट (13 ग्राम)	80
चाकलेट केक (45 ग्राम)	165
फ्रूटस केक, एक स्लाइस (30 ग्राम)	117

अल्कॅहॉलिक पेय

बीयर (240 मिली.)	112
ब्रांडी (30 मिली.)	73
जिन, ड्राई (43 मिली)	105
रम और व्हिस्की (43 मिली.)	105
शेरी (60 मिली.)	84
पोर्टवाइन (100 मिली.)	160

अन्य तरकारियाँ

	कैलोरी		कैलोरी
पेठा	10	भिंडी	35
करेला	25	कुकरमुत्ते	42
दूधी	12	मोगरा	25
बैंगन	24	आँवला	58
बाकला	48	पपीता हरा	27
फूल गोभी	30	परवल	20
इलायची	229	मटर	93
हरी मिर्च	29	काली मिर्च	304
सूखी मिर्च	246	हरी मिर्च	98
लौंग	285	कच्चा केला (हरा)	64
धनिया	288	कद्दू	25
फली	26	टिंडा	21
लहसुन	145	हल्दी	349
अदरक (ताजा)	67	कुम्हड़ा	25
कटहल	51	सिंघाढ़ा	115

पेय

सेब का रस (20 मिली.)	95	कोला (बोतल)	80
अंगूर का रस (200 मिली.)	65	कॉफी (शक्कर नहीं, एक औंस दूध के साथ)	25
संतरे का रस (200 मिली.)	95	चाय (शक्कर नहीं, एक औंस दूध के साथ)	22
नारियल पानी (200 मिली.)	50	टमाटर रस (200 मिली.)	45
लिमका	50		

नमकीन

चकली (100 ग्राम)	550	मीट पफ, 1 (50 ग्राम)	200
पापड़ी चाट (100 ग्राम)	476	मुरूकु (100 ग्राम)	521
तला हुआ चिवड़ा (100 ग्राम)	420	नमक पारा (100 ग्राम)	583
दाल बड़ा एक (30 ग्राम)	200	पकोड़ा	200
ढोकला (100 ग्राम)	112	आलू के चिप्स 10 टुकड़े (20 ग्राम)	113
पोंगल (100 ग्राम)	356	आलू की कचौड़ी	500
कुंकु	387	समोसा	256
मट्ठी (100 ग्राम)	420	रवा अदाई	326

मिठाइयाँ

	कैलोरी		कैलोरी
बादाम हलवा	570	नानखटाई	584
बालूशाही	469	पेठा (50 ग्राम)	83
बर्फी (25 ग्राम)	100	पिन्नी	490
फ्रूट जैली	75	रसगुल्ला (30 ग्राम)	100
गुजिया	500	शकरपारा	570
गुलाब जामुन, (125 ग्राम)	100	सोहन हलवा	400
इमरती (40 ग्राम)	200	सूजी हलवा	136
जलेबी	412	मीठी अप्पम	250
कलकल	350	मीठा कोलकट्टई	194
मैसूर पाक	357	येला अढ़ाई	232

अन्य

हार्लिक्स (10 ग्राम, 2 चाय के चम्मच)	41	पापड़ (3½" व्यास)	
आवल टीन बोर्नविटा (10 ग्राम,		भुना हुआ	25
3 चम्मच चाय के)	88	तला हुआ	43
इमली	283	आम का अचार (20 ग्राम)	65

ताजे फल

सेब	56	माल्टा	36
खुमानी	53	आम	50-80
केला	153	खरबूजा	21
रसभरी	53	तरबूज	16
चेरी	70	शहतूत	53
खजूर	283	संतरा	53
अंजीर	75	पपीता	32
अमरूद	66	आड़ू	50
अंगूर (नीला)	45	नाशपाती	51
छोटा चकोतरा	32	अनानास	46
जामुन	47	आलूबुखारा	56
लीची	61	अनार	77
लोकाट	43	चीकू	94

भारत में हृदय-चिकित्सा के विशिष्ट केंद्र

नई दिल्ली

- ऑल इंडिया इंस्टीट्यूट ऑफ मेडिकल साइंसेज, अंसारी नगर, नई दिल्ली-110029
- एस्कार्ट्स हार्ट इंस्टीट्यूट एंड रिसर्च सेंटर, ओखला रोड, नई दिल्ली -110025
- अपौलो हास्पिटल्स, सरिता विहार, नई दिल्ली-110044
- सर गंगाराम हास्पिटल, नई दिल्ली
- बत्रा हॉस्पिटल एंड मेडिकल रिसर्च सेंटर, 1, तुगलकाबाद इंस्टीट्यूशनल एरिया, महरौली, बदरपुर रोड, नई दिल्ली-110062
- जी.बी. पंत हॉस्पिटल, जवाहरलाल नेहरू मार्ग, नई दिल्ली-110002
- नेशनल हार्ट इंस्टीट्यूट, 49, कम्यूनिटी सेंटर, ईस्ट ऑफ कैलाश, नई दिल्ली-110065
- सफदरजंग अस्पताल, नई दिल्ली-110029
- डॉ. राममनोहर लोहिया हॉस्पिटल*, नई दिल्ली
- श्री मूलचन्द के.आर. हॉस्पिटल*, लाजपतनगर-III, नई दिल्ली-110024
- दोनों अस्पतालों में कार्डियोलॉजी की ही सुविधाएँ हैं, कार्डियक सर्जरी नहीं की जाती।

लखनऊ

- संजय गांधी पोस्ट ग्रेजुएट इंस्टीट्यूट ऑफ मेडिकल एजुकेशन एंड रिसर्च, लखनऊ, उत्तर प्रदेश

वाराणसी

- इंस्टीट्यूट ऑफ मेडिकल साइंसेज, बनारस हिंदू यूनिवर्सिटी, वाराणसी, उत्तर प्रदेश

इंदौर

- एम.जी.एम. मेडिकल कॉलेज, इंदौर, मध्य प्रदेश

चंडीगढ़

- पोस्ट ग्रेजुएट इंस्टीट्यूट (पी.जी.आई.) ऑफ मेडिकल एजुकेशन एंड रिसर्च, चंडीगढ़

मुंबई

- के.ई.एम. हॉस्पिटल, परेल, मुंबई-400012
- पी.डी. हिंदूजा नेशनल हॉस्पिटल एंड मेडिकल रिसर्च सेंटर, 89, वीर सावरकर मार्ग, शिवाजी पार्क, माहिम, मुंबई-400016
- बाम्बे हॉस्पिटल, न्यू मेरीन लाइंस, मुंबई-400020
- जसलोक हॉस्पिटल एंड रिसर्च सेंटर, पेडर रोड, मुंबई-400036
- सर जे.जे. हॉस्पिटल, भायखला, मुंबई
- बी. नानावटी अस्पताल, साउथ पांउड रोड, विले पार्ले (पश्चिम), मुंबई-400056
- ब्रीच कैंडी हॉस्पिटल, 60-ए, भोलाभाई देसाई रोड, मुंबई-400026

पुणे

- कार्डियो थोरेसिक सेंटर, मिलिटरी हॉस्पिटल, पुणे
- बी.जे. मेडिकल कॉलेज, पुणे

कोलकाता

- बी.एम. बिरला हार्ट रिसर्च सेंटर, 1/1 नेशनल लाइब्रेरी एवेन्यू, अलीपुर, कोलकाता-700027
- कोलकाता मेडिकल रिसर्च इंस्टीट्यूट, 7/2, डायमंड हार्बर रोड, कोलकाता

हैदराबाद

- अपोलो हॉस्पिटल्स, जुबली हिल्स, हैदराबाद-500034
- निजाम्स इंस्टीट्यूट, पंजगुड्डा, हैदराबाद

पुट्टापार्थी

- सत्य साईं इंस्टीट्यूट ऑफ कार्डियोलॉजी, पुट्टापार्थी, आंध्र प्रदेश

बैंगलोर

- जयदेव इंस्टीट्यूट ऑफ कार्डियोलॉजी, विक्टोरिया हॉस्पिटल कैंपस, के. आर. मार्केट, बैंगलोर
- वॉकहार्ट्ज हार्ट सेंटर, बैंगलोर
- मणिपाल हार्ट इंस्टीट्यूट, बैंगलोर

वेल्लोर

- क्रिश्चियन मेडिकल कॉलेज, वेल्लोर, तमिलनाडु

चैन्नाई

- सदर्न रेलवे हेडक्वार्टर्स हॉस्पिटल, चैन्नाई, तमिलनाडु
- अपोलो हॉस्पिटल, 21 ग्रीम्स लेन, ऑफ ग्रीम्स रोड, चैन्नाई, तमिलनाडु
- विजया हॉस्पिटल, चैन्नाई-600026
- मद्रास मिशन हॉस्पिटल, चैन्नाई, तमिलनाडु

त्रिवेंद्रम

- श्री चित्रा तिरुनल इंस्टीट्यूट फॉर मेडिकल साइंसेज एंड टेक्नॉलॉजी, त्रिवेंद्रम-695011

पांडिचेरी

- जवाहरलाल नेहरू इंस्टीट्यूट ऑफ पी.जी. मेडिकल एजुकेशन एंड रिसर्च, पांडिचेरी

इसके अतिरिक्त देश के कई मेडिकल कॉलेज भी कार्डियोलॉजी की सुविधाएँ मुहैया कर रहे हैं। निजी क्षेत्र में भी निरंतर नए चिकित्सा संस्थान खुल रहे हैं।

शब्द-परिचय

अंग प्रत्यारोपण (ऑर्गन-ट्रांसप्लांट) : शरीर के किसी बीमार बेकार अंग के स्थान पर किसी दूसरे से लिए गए स्वस्थ अंग का शल्य क्रिया द्वारा प्रत्यारोपण।

अनीमिया : लाल रक्त-कणों में हीमोग्लोबिन की कमी, जिससे खून की ऑक्सीजन संवहन क्षमता घट जाती है और फलस्वरूप पीलापन, कमजोरी व थकावट के लक्षण दिखाई देने लगते हैं।

अनैस्टोमोसिस : दो नलियों का अंतर्मिलन जैसे धमनियों का, आँतों के दो हिस्सों का, वगैरह। हृदय चिकित्सा के संदर्भ में कोरोनरी धमनियों का आपसी मेल या उनकी शाखाओं द्वारा बुना गया जाल। इसे शल्यक्रिया से भी बनाया जा सकता है।

अल्कॅहॉलिक कार्डियोमयोपैथी : मदिरा-व्यसनियों में होनेवाला हृदय रोग जिसमें दिल की पेशियों के अशक्त हो जाने से दिल की कामकाजी क्षमता घट जाती है और दिल आकार में फैल जाता है।

अलिंद (एट्रिअम) : दिल के दो ऊपरी खाने जो एक दाईं तरफ और दूसरा बाईं तरफ होता है।

आओर्टा (महाधमनी) : बाएँ निलय से प्राप्त शुद्ध खून को शाखाओं और उपशाखाओं के माध्यम से पूरे शरीर में भेजनेवाली प्रमुख धमनी।

आर्टरी (धमनी)	:	कोई ऐसी रक्त-वाहिनी नली जो खून को दिल से आगे कहीं भी ले जाती है।
इकोकार्डियोग्राफी	:	सूक्ष्म ध्वनि तरंगों पर आधारित दिल की खास जाँच जो सोनार सिद्धांत पर काम करती है।
इडिमा	:	किसी एक अंग या पूरे शरीर में ऊतकीय द्रव मात्रा में असामान्य वृद्धि, इसे ही बोलचाल की भाषा में 'पानी भरना' कह देते हैं।
इन्फार्कट; इन्फार्कशन	:	शरीर के किसी अंग के किसी खास हिस्से को रक्त पहुँचानेवाली धमनी में खून का दौरा अचानक बंद हो जाने से उस हिस्से की कोशिकाओं की मौत।
इलैक्ट्रोकार्डियोग्राम (ई.सी.जी.)	:	हृदय-पेशियों में हो रही विद्युतीय गतिविधियों का रिकॉर्ड।
इस्कीमिया	:	शरीर के किसी भी हिस्से में खून के दौरे की कमी।
इस्कीमिक हार्ट डिजीज (आई.एच.डी.)	:	कोरोनरी धमनियों द्वारा हृदय-पेशियों को ऑक्सीजन की आपूर्ति न कर पाने से उपजा हृदय रोग।
एंडोकार्डियम	:	एंडोकार्डियम की सूजन जो खासतौर से वाल्व की एंडोकार्डियम को प्रभावित करती है।
एट्रिअम	:	देखें अलिंद।
एट्रिअम सेप्टल डिफेक्ट (ए.एस.डी.)	:	दिल के दोनों ऊपरी खानों के बीच की दीवार में असामान्य रास्ता।
एड्स (एक्वायर्ड इम्यूनो डेफिशियेंसी सिंड्रोम)	:	एक खास तरह के वायरस से होनेवाला वह सांघातिक रोग जो इस बीमारी के रोगी के साथ यौनसंपर्क, दूषित रक्त चढ़ाए जाने, दूषित सीरिंज या सूई के प्रयोग और गर्भस्थ बच्चे में माँ से आ सकता है। इस रोग में शरीर की रोग-बचाव प्रणाली बिल्कुल ध्वस्त हो जाती है। इस रोग का कोई मुकम्मल इलाज अभी नहीं ढूँढ़ा जा सका है।
एड्रिनल ग्लैंड	:	गुर्दों के ठीक ऊपर स्थित हार्मोनल प्रणाली की ग्रंथि जो कई तरह के हार्मोन और जैव

रसायन बनाती है।

एथिरोमा	:	वसीय पदार्थ, मुख्यतः कोलेस्टेरॉल का किसी एक जगह पर जमाव।
एथिरोस्किलरोसिस	:	धमनियों की दीवारों में वसा की परतों का जमाव, जिससे धमनियाँ सख्त हो जाती हैं और उनका व्यास कम हो जाता है।
एपिकार्डियम	:	हृदय पेशियों को घेरे रहनेवाली दो तहवाली झिल्ली (पेरिकार्डियम) की भीतरी तह।
एम्बोलस	:	कोई अघुलनशील चीज—जैसे प्लेटलेट रक्त कणों के जुड़ने से बना थक्का या हवा का बड़ा-सा बुलबुला।
एम्बोलिज्म	:	एम्बोलस से किसी रक्त-धमनी का बंद हो जाना।
एरिदमिया	:	दिल की धड़कनों का बेसुर-बेताल हो जाना।
ऐंजाइना पैक्टोरिस	:	हृदय पेशियों को पर्याप्त ऑक्सीजन न मिलने से छाती में जो घुटन होती है और दर्द पैदा होता है। यह इस्कीमिक हृदय रोग का ही एक रूप है।
ऐंजियो कार्डियोग्राफी	:	हृदय और प्रमुख धमनियों की खास एक्स-रे जाँच जो हृदय के किसी हिस्से या धमनी में अपारदर्शी द्रव डालकर की जाती है ताकि रोगग्रस्त हिस्सा एक्स-रे फिल्म पर साफ-साफ दिख सके।
ऐंजियोग्राफी	:	किसी धमनी में अ-पारदर्शी द्रव डालकर की जानेवाली खास एक्स-रे जाँच।
ऐंजियोप्लास्टी	:	किसी धमनी के सँकरे हुए हिस्से को खोलने की तकनीक।
ऐंटिबायोटिक	:	प्रतिजीवाणु दवाएँ यानी वे दवाएँ जो किसी जीवाणु जैसे बैक्टीरिया या फफूँदी वगैरह से ही पैदा की जाती हैं और रोगाणुओं से लड़ने की ताकत रखती हैं। छूत के रोगों को नियंत्रण में लाने में उनका बड़ा हाथ रहा है। आयुर्विज्ञान की यह एक बहुत बड़ी उपलब्धि है।
ऐंटिकोएगुलेंट	:	खून को जमने न देनेवाली दवा।
ऐन्यूरिज्म	:	रक्त-धमनी या दिल के किसी हिस्से का

गुब्बारे की तरह फूल जाना।

ओपन हार्ट सर्जरी : हृदय ऑपरेशन की वह विधि जिसमें आर्टिफिशियल हार्ट-लंग मशीन से शरीर में शुद्ध खून का दौरा कायम रखा जाता है तथा हृदय और फेफड़ों को रक्त-संचार प्रणाली से अलग कर लिया जाता है। इससे सर्जन शांत धड़कन-रहित हृदय को खोलकर आसानी से ऑपरेशन कर सकता है।

क्लोट : जमे हुए खून का थक्का।

कार्डियक : हृदय विषयक।

कार्डियक ट्रांसप्लांट (हृदय प्रत्यारोपण) : जब दिल बहुत बीमार हो जाता है और काम करने के काबिल नहीं रहता तो उसके स्थान पर किसी दूसरे मृत व्यक्ति का स्वस्थ ताजा हृदय प्रत्यारोपित किया जाता है।

कार्डियक मसाज : रुके हुए दिल को फिर से चलाने की कोशिश में की जानेवाली दिल की मालिश।

कार्डियक रिजर्व : हृदय के काम करने की वह अतिरिक्त क्षमता जो जमा पूँजी की तरह आड़े वक्त काम आती है।

कार्डियोमयोपैथी : वह हृदय विकार जिसमें हृदय पेशियाँ अशक्त हो जाती हैं।

कार्डियोलॉजी : हृदय, उसकी गतिविधियों और उसके विकारों का अध्ययन करनेवाली आयुर्विज्ञान की विशिष्ट शाखा।

कार्डियो वेस्क्यूलर : दिल और रक्त-संचार प्रणाली से संबंधित।

कॉर्निया : आँख की वह पारदर्शक झिल्ली जो पुतली के आगे स्थित होती है और आँख के लिए खिड़की के समान कार्य करती है।

केथेटर : प्लास्टिक, रबड़ या धातु की बनी एक खास ट्यूब, जो रोग-निदान की प्रक्रिया में शरीर के आंतरिक अंगों में डाली जा सकती है।

कैपिलरी : बाल-जैसी बहुत ही सूक्ष्म पतली रक्त-नली।

कोआर्कटेशन (ऑफ आओर्टा) : सिकुड़न या किसी गोलाकार चीज के व्यास का बहुत सँकरा हो जाना (महाधमनी में यह दोष पैदाइशी भी हो सकता है)।

कोरोनरी आर्टरी : हृदय पेशियों को पोषण पहुँचानेवाली रक्त धमनी।

कोरोनरी आर्टरी डिजीज (सी.ए.डी.) : कोरोनरी धमनियों के सँकरेपन से हुआ रोग। एक तरह से इस्कीमिक हृदय रोग का पर्याय।

कोरोनरी आर्टरी बायपास ग्राफ्टिंग (सी.ए.बी.जी.) : कोरोनरी धमनी के किसी हिस्से में आए सँकरेपन से रुके खून के दौरे को बहाल करने के लिए किया जाने वाला ऑपरेशन। इसमें धमनी के स्वस्थ हिस्सों के बीच नई रक्त-वाहिनी रोपित कर एक तरह से पुल बना दिए जाते हैं।

कोरोनरी थ्राम्बोसिस : कोरोनरी धमनी में बना रक्त कणों का थक्का जो हृदय पेशियों में रक्त का प्रवाह अचानक बंद कर देता है। इसी से दिल का दौरा पड़ता है।

ट्रांस-इजोफेजिअल इकोकार्डियोग्राफी : खाने की नली के जरिए ट्रांसड्यूसर दिल के नजदीक ले जाकर की जानेवाली इकोकार्डियोग्राफी जाँच।

ट्रांसपोजिशन ऑफ आर्टरिज : एक जन्मजात हृदय-विकार जिसमें दिल से निकलने वाली दोनों प्रमुख धमनियाँ जुड़ी होती हैं।

टू-डी (टू-डाइमेंशनल) इकोकार्डियोग्राफी : आधुनिक इकोकार्डियोग्राफी मशीनों पर दिल की दो आयामीय तस्वीरें उभरती हैं। अतः उसे टू-डाइमेंशनल इकोकार्डियोग्राफी कहते हैं।

टेकीकार्डिया : हृदय की धड़कन का असामान्य रूप से तेज हो जाना।

ट्रैडमिल टैस्ट : हृदय-क्षमता का आकलन करने के लिए की जानेवाली विशेष जाँच।

टेट्रालॉजी ऑफ फैलोज : एक जटिल जन्मजात हृदय विकार जिसमें दिल की बनावट में एक साथ चार दोष होते हैं।

डॉपलर इकोकार्डियोग्राफी : वह तकनीक जिसके जरिए हृदय के भीतर रक्त-प्रवाह की गति और टरब्यूलंस का आकलन किया जाता है।

डाइस्टॅलि : हृदय की दो धड़कनों के बीच का वह समय जिस वक्त दिल अपने खानों में खून के

	भरने के लिए सुस्ताता है।
डाइस्टौलिक ब्लड प्रेशर :	दिल के सुस्ताने के समय का रक्तचाप।
डिफिब्रिलेशन :	विद्युत धारा द्वारा हृदय की टूटी हुई तालबद्धता को लौटाने का प्रयास।
निलय (वेंट्रिकल) :	दिल के निचले खाने जो एक दाईं और दूसरा बाईं तरफ होते हैं।
प्रोगनोसिस :	फलानुमन यानी कि बीमारी की गंभीरता का आकलन। खराब प्रोगनोसिस के मायने हैं कि रोग दूर हो पाना मुश्किल है और जोखिम ज्यादा है। प्रोगनोसिस अच्छा है तो समझ जाइए बीमारी कितनी भी जटिल क्यों न दिख रही हो, बीमार को उससे बचाया जा सकता है।
प्रोप्रेनोलॉल :	बीटा-ब्लॉकर दवा जो उच्च रक्तचाप, दुश्चिंता और माइग्रेन के मरीजों को दी जाती है।
प्रोसथेटिक :	कृत्रिम शारीरिक अंगों से संबंधित।
प्लेक :	चपटी तश्तरीनुमा चीज या पपड़ी।
पर्सिस्टेंट डक्टस आर्टरियोसिस (पी.डी.ए.) :	रक्त-संचार प्रणाली का एक जन्मजात विकार।
पलमोनरी :	फेफड़ों से संबंधित।
पलमोनरी इडिमा :	फेफड़ों में पानी का भर जाना। एक बेहद जोखिमवाली अवस्था। हार्ट-फेल्यूर का एक लक्षण। दूसरी बीमारियों में भी हो सकता है।
पेसमेकर :	दिल की लयबद्धता बनाए रखनेवाली प्राकृत प्रणाली। यह काम कृत्रिम पेसमेकर भी करता है।
फ्लटर :	फड़फड़ाहट; बहुत तेज रफ्तार से हो रही कोई हरकत जिसमें कुछ भी काम नहीं होता।
फिब्रिलेशन :	पेशी का बेतरतीब संकुचन, जो बार-बार भी हो सकता है।
फुफ्फुस :	फेफड़ों से संबंधित।
ब्रेडीकार्डिया :	हृदय की धड़कन का असामान्य रूप से धीमा हो जाना।
बेरियम स्वेलो :	बेरियम सल्फेट नामक अ-पारदर्शक दवा जो शरीर में न जज्ब होती है और न कोई

		प्रतिक्रिया दिखाती है। उसे मरीज को खिलाकर खाने की नली की एक्स-रे जाँच की जाती है।
मधुमेह (डायबिटीज)	:	एक प्रमुख असाध्य रोग जिसमें शरीर ग्लूकोज का समुचित इस्तेमाल नहीं कर पाता। इससे खून में ग्लुकोज की मात्रा बढ़ जाती है और पेशाब में भी ग्लुकोज नष्ट होने लगता है।
मायोकार्डियम	:	हृदय पेशी।
मायोकार्डियल इन्फार्कशन	:	दिल का दौरा जिसमें प्रभावित हृदय-पेशी की कोशिकाएँ खून का दौरा अचानक रुकने से दम तोड़ देती हैं।
मिरगी	:	तंत्रिका-तंत्र का विकार जिसमें मस्तिष्क की कुछ कोशिकाओं के स्वतः सक्रिय हो जाने से रोगी के हाथ-पैर व बदन अस्वाभाविक रूप से मुड़ने-तुड़ने लगते हैं और मरीज कुछ क्षणों के लिए बेहोश हो जाता है।
मूगा टैस्ट	:	हृदय पेशियों की रेडियो-नाभिकीय तत्त्व से की जानेवाली विशेष जाँच।
मेटाबॉलिज्म	:	शरीर में एक साथ चलती रहनेवाली बहुत-सी जैव-रासायनिक क्रियाएँ—जो आहार को शरीर का अंग बनाती हैं या उससे ईंधन का काम लेती हैं, ऊतकों में रासायनिक तब्दीलियाँ करती हैं और काम न आनेवाले रसायनों को उन पदार्थों में बदल देती हैं जिन्हें शरीर विसर्जित कर देता है।
रक्तचाप (ब्लड प्रेशर)	:	धमनियों की दीवारों में प्रवाहित रक्त का दाब। हृदय की सिकुड़न के साथ यह अपने अधिकतम स्तर और हृदय के सुस्ताने के साथ न्यूनतम स्तर को छूता रहता है।
रिगर्जीटेशन	:	उल्टा फेंकने की क्रिया।
लाइपिड	:	रक्त में उपस्थित वसीय कणों, जैसे ट्राइग्लिस-राइड्स, वी.एल.डी.एल., एल.डी.एल. और एच.डी.एल. का सामूहिक नाम।
वंशानुगत (हरिडिटरी)	:	विरासत में माता-पिता से मिले गुण-अवगुण।
विना कावा (महाशिरा)	:	मनुष्य के शरीर में एक-एक महाशिरा सिर और गर्दन के क्षेत्र से और दूसरी महाशिरा

		बाकी शरीर से अशुद्ध रक्त लाती हैं और दाएँ अलिंद में खुलकर सारा अशुद्ध रक्त उसे सौंप देती हैं।
वेंट्रिकल	:	देखें, निलय।
वेंट्रिकूलर परफारमेंस टैस्ट	:	निलय किस मुस्तैदी से काम कर रहा है इसका आकलन।
वेंट्रिकूलर सेप्टल डिफेक्ट	:	दोनों निलयों के बीच असामान्य रास्ता।
वेन	:	देखें, शिरा।
शिरा	:	हृदय को खून ले जानेवाली रक्त-नलियाँ।
स्ट्रेस टैस्ट	:	देखें, ट्रैडमिल टैस्ट।
स्ट्रोक	:	सही मायने में शरीर के किसी भी अंग में अचानक उठा तेज दौरा। पर अब इस शब्द का प्रयोग प्रायः पक्षाघात के लिए ही होता है जिसमें मस्तिष्क की किसी धमनी के रुकने या फटने से शरीर को लकवा मार जाता है।
स्टीनोसिस	:	शरीर के किसी एक रास्ते या छिद्र का सँकरापन या सिकुड़ना।
सिन्कॅपी	:	मूर्छा या बेहोशी।
सिस्टॅलि	:	दिल का सिकुड़ना।
सिस्टौलिक ब्लड प्रेशर	:	हृदय की सिकुड़न के समय धमनियों में रक्त का दाब।
हाइपो	:	सामान्य से कम।
हाइपोटेंशन	:	सामान्य से कम रक्तचाप।
हाइपर	:	सामान्य से ज्यादा।
हाइपरटेंशन	:	असामान्य रूप से बढ़ा हुआ रक्तचाप।
हाइपरटेंसिव हार्ट डिजीज	:	वह हृदय रोग जो लंबे समय तक रक्तचाप के बढ़े रहने से पैदा होता है।
हार्ट-अटैक	:	देखें, मायोकार्डियल इन्फार्कशन।
हार्ट फेल्यूर	:	हृदय की वह गंभीर अवस्था जिसमें वह ठीक से काम नहीं करता। उसकी रक्त पंप करने की क्षमता घट जाती है जिससे वह जितना खून पल-पल शिराओं से प्राप्त करता है, उतना धमनियों में भेज नहीं पाता। नतीजतन हृदय और शिराओं में खून इकट्ठा होता जाता है। इस पर हृदय और ज्यादा

मेहनत करने की कोशिश करता है। पर जब तक चिकित्सा नहीं होती उसकी हार लगभग निश्चित ही है। हृदय का बायाँ पंप अगर फेल हो रहा है, तो फेफड़ों में पानी भर जाता है और दाएँ पंप के फेल होने पर पूरे बदन पर सूजन आ जाती है, गर्दन की शिराएँ फूल जाती हैं और जिगर का आकार भी बढ़ जाता है।

हार्ट-ब्लॉक : प्राकृत पेसमेकर तंत्र के ठीक से काम न करने से पैदा हुआ विकार। इसमें अलिंदों में उठी संकुचन तरंगें निलयों में प्रवाहित नहीं हो पातीं और फलस्वरूप अलिंद व निलय अलग-अलग गति से धड़कते हैं।

हार्ट-लंग मशीन : दिल के नाजुक ऑपरेशनों में काम में लाई जानेवाली मशीन जो खून को शुद्ध करके उसे धमनियों में पंप करती है।

अनुक्रमणिका

उ

ए

ऐ

क

ख

ग

च

ज

ट

ड

त

द

घ

न

प

फ

ब

भ

म

य

र

ल

व

स

श

ह

सलाहकार मंडल

डॉ. नरेश त्रेहन

डायरेक्टर एवं चीफ कार्डियोवेस्क्यूलर सर्जन, एस्कार्ट्स हार्ट इंस्टीट्यूट एंड रिसर्च सेंटर, ओखला रोड, नई दिल्ली

डॉ. गणेश मणि

चीफ कार्डियोवेस्क्यूलर सर्जन, अपौलो हास्पिटलूस, नई दिल्ली

डॉ. के.के. सेठी

वरिष्ठ हृदय रोग विशेषज्ञ, सर गंगाराम हॉस्पिटल, नई दिल्ली

डॉ. रवि कासलीवाल

वरिष्ठ हृदय रोग विशेषज्ञ, एस्कार्ट्स हार्ट इंस्टीट्यूट एंड रिसर्च सेंटर, नई दिल्ली

डॉ. राजीव लोचन

हृदय रोग विशेषज्ञ, अपौलो हॉस्पिटलूस, नई दिल्ली

डॉ. हर्षवर्धन

हृदय रोग विभाग प्रमुख, डॉ. राममनोहर लोहिया अस्पताल, नई दिल्ली

डॉ. पवन कुमार

कार्डियोवेस्क्यूलर सर्जन, पी.डी.हिंदूजा नेशनल हॉस्पिटल, मुंबई

डॉ. सुरेश जी. विज्ञान

कंसलटेंट इंटरनेशनल कार्डियोलॅजिस्ट, पी.डी. हिंदूजा नेशनल हॉस्पिटल, मुंबई

डॉ. सुनील शर्मा

कंसलटेंट माइक्रोबायोलॅजिस्ट, वाशिंगटन डी.सी., संयुक्त राज्य अमेरिका

डॉ. पंकज चतुर्वेदी

कंसलटेंट फीजिशियन, इंग्लैंड

●●●

नारी स्वास्थ्य और सौंदर्य

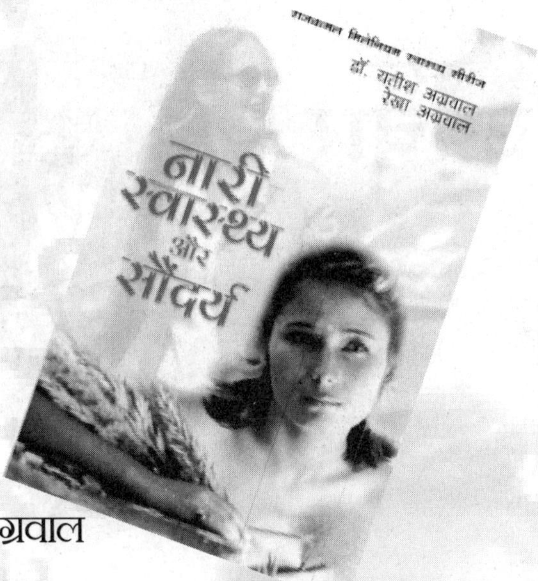

डॉ. यतीश अग्रवाल

निम्न विषयों पर आपके हर सवाल का *नारी स्वास्थ्य और सौंदर्य* में समाधान प्रस्तुत है।

● नारी, स्त्री, अंबा, वामा शब्द कैसे बने? ● किशोरावस्था, यौवन और जीवन के अलग-अलग चरणों में शरीर के भीतर क्या-क्या परिवर्तन आते हैं ? ● मासिक धर्म के दिनों में अपनी देखभाल कैसे करें ? ● गर्भाशय की रसौली, बच्चेदानी के नीचे सरकने, एंडोमेट्रियोसिस, यू.टी.आई. जैसे रोगों का क्या इलाज है ? ● स्तन में हुई गिल्टी का क्या समाधान है ? ● काम-क्रीड़ा में कष्ट होने पर निजात के क्या तरीके हैं ? ● मासिक धर्म में दर्द, अधिक खून जाने पर क्या करें ? ● योनिस्राव के क्या-क्या कारण हैं और उनका इलाज क्या है ? ● गर्भ-निरोध के लिए कौन-सा साधन उत्तम है ? ● संतान न होने के क्या कारण हैं और इनका क्या इलाज है ? ● सुंदर-सलोना रूप पाने के क्या-क्या उपाय हैं ? ● बालों और त्वचा की देखभाल कैसे करनी चाहिए ?

जटिल रोग सरल उपचार

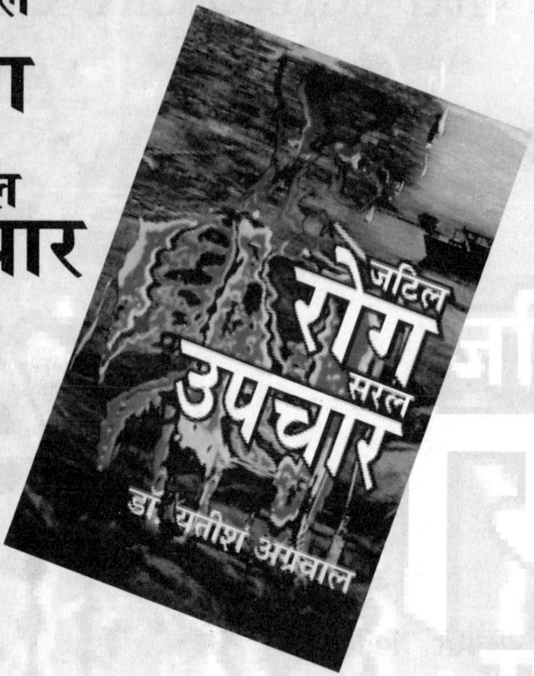

डॉ. यतीश अग्रवाल

यंत्रवत् जीवन की चकाचौंध में जीता आदमी जब होश सँभालता है, तब तक अक्सर वह अपनी उदासीनता की कीमत दे चुका होता है। उसके असंयमित रहन-सहन, खान-पान, चाल-चलन में कब कौन-सा अंग बीमार हो जाता है, इसका भी उसे तब पता चलता है जब पानी सर तक चढ़ चुका होता है। इस भँवर से बचकर निकलने के लिए दुगुने संकल्प की जरूरत होती है।

एक हमदर्द दोस्त की तरह पेश आने वाली इस कृति में श्वसन-तंत्र, ब्लड प्रेशर, दिल, मस्तिष्क, तंत्रिका-तंत्र, पोषण और रस-क्रिया प्रणाली के रोगों पर सरल प्रश्नोत्तर शैली में प्रामाणिक जानकारी दी गई है। दमा, पुरानी ब्रोंकाइटिस, ब्रोंकिएक्टेसिस, निमोनिया, प्लूरिसी, उच्च और निम्न रक्तचाप, हार्ट अटैक, मिरगी, माइग्रेन, लकवा, पार्किनसन रोग, मेनिन्जाइटिस, पोलियो, अनीमिया, गाउट और डायबिटीज आदि आमफहम और जटिल रोगों पर कुशल चिकित्सक की तरह सलाह देने वाली यह पुस्तक हर घर के लिए अनिवार्य है।

डॉ. यतीश अग्रवाल

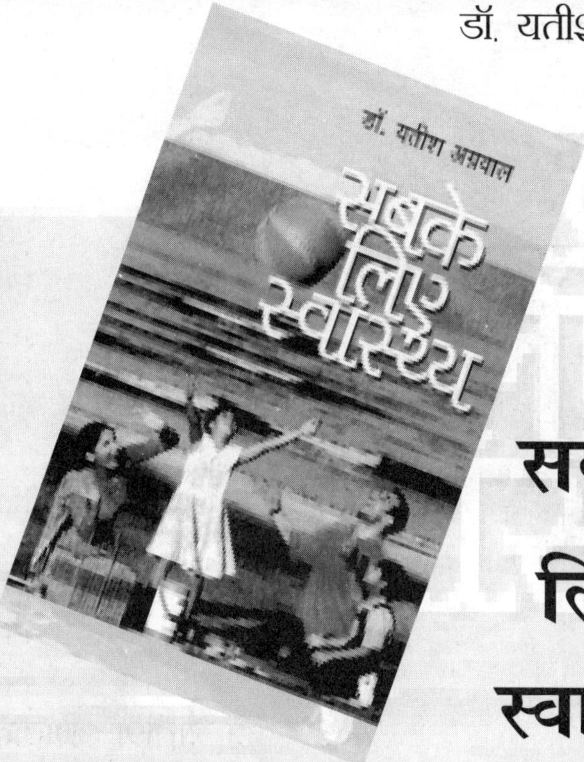

सबके लिए स्वास्थ्य

हमारा तन-मन ही हमारा सबसे बड़ा धन है। इसकी सार-सँभाल हम कैसे करें कि यह सदा खिला रहे और हम अपने बड़े-बूढ़ों का 'चिरंजीव भव' का आशीर्वचन पूरा कर सकें, यह कृति इसी ओर हमारा मार्ग प्रशस्त करती है। जीवन में सघन हो रहे तनाव और अस्वास्थ्यकर ताकतों को कैसे शिकस्त दें, क्या खाएँ-पिएँ, अलग-अलग रोगों में खान-पान में क्या सतर्कता बरतें, दिनोदिन बिगड़ते पर्यावरण में अपने परिवार और खुद को कैसे स्वस्थ बनाए रखें, बारहों मास अलग-अलग ऋतुओं में कैसे अपनी सँभाल करें, सफर पर निकलें तो किन-किन बातों का खास ध्यान रखें और तरह-तरह की मुश्किल आपात घड़ियों में क्या करें, क्या न करें—*सबके लिए स्वास्थ्य* इसी पर अद्यतन वैज्ञानिक जानकारी प्रस्तुत करनेवाली उपयोगी पुस्तक है। सरल सुरुचिपूर्ण शैली में रची गई यह कृति दैनिक जीवन में काम आनेवाले अनेकानेक व्यावहारिक सुझावों का अनमोल खजाना है, जिन्हें जीवन में उतारकर हर कोई लाभान्वित हो सकता है।

स्वास्थ्य के 300 सवाल

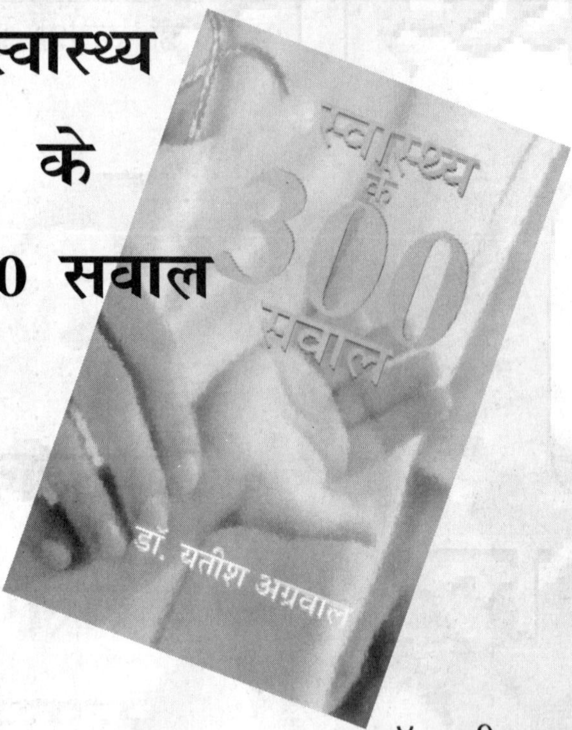

डॉ. यतीश अग्रवाल

बेहद सरल-सहज प्रश्नोत्तर शैली में रची गई अत्यन्त उपयोगी और पठनीय पुस्तक। इसमें छह खंड हैं जो शरीर के बाह्य अंगों, ज्ञानेन्द्रियों और यौन व्यवहार से जुड़े विकारों पर प्रकाश डालते हैं। प्रथम खंड में *प्रमुख संक्रामक रोग;* दूसरे में *आँखों की बीमारियाँ;* तीसरे में *कान, नाक, गले के रोग;* चौथे में *जोड़ों और हड्डियों के रोग;* पाँचवें में *त्वचा के रोग* और अंतिम खंड *यौन–तथ्य, अनुभूति और क्रियाएँ* में यौन संबंधी समस्याओं और पूर्वधारणाओं के सरल समाधान सुझाए गए हैं।

प्रख्यात डॉक्टर, लेखक और स्तंभकार डॉ. यतीश अग्रवाल ने स्वास्थ्य के 300 सवाल में आम जीवन में आने वाली कुछ प्रमुख बीमारियों और उलझनों का खुलासा करते हुए बेहद सरल-सहज शैली में रोगी और उसके परिजनों के लिए बहुत उपयोगी समाधान दिए हैं। पुस्तक में रोग के लक्षण, निदान, परिचर्या, काम आने वाली खास-खास दवाइयों और अन्य एहतियातों पर विस्तार से चर्चा की गई है।

रोग निरोग

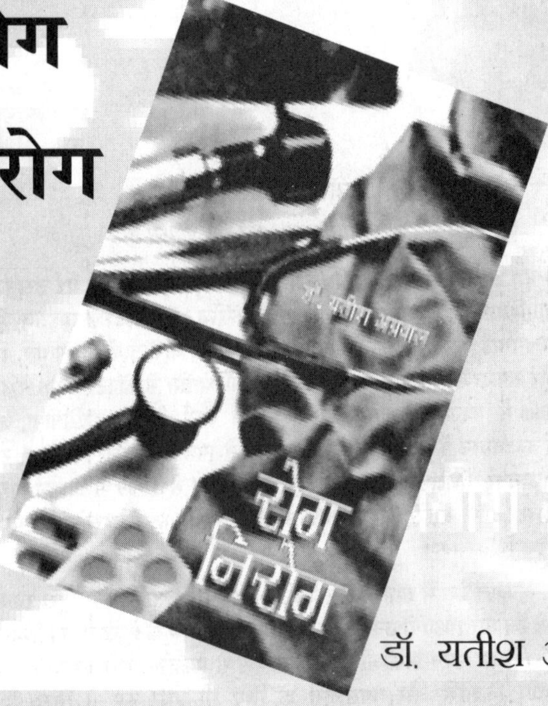

डॉ. यतीश अग्रवाल

यह कृति हर दिन सामने आनेवाली स्वास्थ्य उलझनों का सरल समाधान प्रस्तुत करती है। पुस्तक के प्रथम खण्ड *छोटी-छोटी सावधानियाँ* में शरीर की देखरेख के बारे में अनेक उपयोगी जानकारियाँ हैं, जैसे बालों की साज-सँभाल, अच्छी नींद के नुस्खे, लो ब्लड प्रेशर का इलाज और यहाँ तक कि जूते लेते समय किन-किन बातों का ध्यान रखें, आदि। दूसरा खण्ड *जाँच-परख* पर केंद्रित है, जिसमें लेबोरेटरी टेस्ट, बायोप्सी, एक्स-रे, रंगीन एक्स-रे, अल्ट्रासाउंड, सी. टी. स्केन, एम. आर. आई. जैसे सभी प्रमुख जाँच-परीक्षणों पर व्यावहारिक जानकारियाँ हैं। तीसरे खण्ड *दवाएँ और हम* में डॉक्टर के परचे के संकेत, दवाओं के साथ सावधानियाँ और उनके साइड-इफेक्ट पर छोटी-छोटी बेशकीमती जानकारियाँ हैं। चौथे खण्ड *जब जरूरत हो ऑपरेशन की* में ऑपरेशन के फैसले, उससे सम्बन्धित तैयारियों और अस्पताल से छुट्टी लेते समय डॉक्टर से पूछे जाने वाले सवालों के बारे में बताया गया है।

डॉ. यतीश अग्रवाल

एम.बी.बी.एस., एम.डी., डी.एस.सी.

जन्म : 20 जून, 1959; बरेली (उ.प्र.)। आरंभिक शिक्षा दिल्ली एवं लखनऊ में। आयुर्विज्ञान की उच्चतर शिक्षा यूनिवर्सिटी कॉलेज ऑफ मेडिकल साइंसेज, दिल्ली, बल्लभभाई पटेल चेस्ट इंस्टीट्यूट, दिल्ली, किंग्जवे कैंप टी.बी. अस्पताल, दिल्ली, और सफदरजंग अस्पताल से। दिल्ली विश्वविद्यालय से डॉक्टर ऑफ मेडिसिन। 1998 में फाउंडेशन फॉर डिटेक्शन ऑफ अर्ली गैस्ट्रिक कार्सिनोमा, जापान, के तत्त्वावधान में अंतर्राष्ट्रीय फैलोशिप और नेशनल कैंसर सेंटर हॉस्पिटल, टोक्यो, में उच्चतर प्रशिक्षण। विज्ञान परिषद्, इलाहाबाद से 1999 में विज्ञान वाचस्पति (डॉक्टर ऑफ साइंस) की उपाधि। संप्रति, दिल्ली के सफदरजंग अस्पताल में वरिष्ठ चिकित्सक।

डॉ. अग्रवाल देश में स्वास्थ्य और जनप्रिय आयुर्विज्ञान साहित्य के प्रमुख रचनाकारों में से हैं। सन् 1980 से उनके स्तंभ और लेख-चिंतन देश के प्रमुख राष्ट्रीय हिंदी-अंग्रेजी दैनिकों और पत्र-पत्रिकाओं में नियमित रूप से प्रकाशित होते आ रहे हैं। उन्होंने बच्चों, किशोरों और नवसाक्षरों के लिए भी प्रचुर रूप से लिखा है और रेडियो-टेलीविजन के लिए भी सीरियलों का अभिकल्पन और लेखन किया है।

उनके कॉलम *स्वास्थ्य सुलझन* (गृहशोभा), *ओपीडी* (हिन्दुस्तान) और *सैकेंड उपीनियन* (हिन्दुस्तान टाइम्स) पाठकों के बीच अत्यंत लोकप्रिय हैं। उनके पूर्व-प्रकाशित कॉलमों में *परामर्श, दस सवाल, स्वास्थ्य परिक्रमा, चेक आउट, एक्सप्रेस क्रुसेड फॉर हेल्थ* विशेष रूप से उल्लेखनीय हैं। उनकी बहुत-सी पुस्तकें बेस्टसेलर साबित होने के बाद अब हिंदी और अंग्रेजी के साथ-साथ देश की अन्य भाषाओं में भी उपलब्ध हैं। अपने कृतित्व के लिए डॉ. अग्रवाल भारत सरकार के *आत्माराम सम्मान* (1999), *राष्ट्रीय विज्ञान पुरस्कार* (1999), *मेघनाद साहा सम्मान* (1991, '92, '93), स्वास्थ्य मंत्रालय के राष्ट्रीय पुरस्कार (1994, '95, '97), आई.ओ.सी. के हिंदी साहित्य सम्मान (1992) और राष्ट्रीय विशिष्टता पुरस्कार (1992-93) से अलंकृत किए जा चुके हैं।

डॉ. अग्रवाल देश के उन चुनिंदा चिकित्सकों में हैं जो अस्पताल के बाहर भी देशवासियों के स्वास्थ्य के प्रति मन-प्राण से समर्पित हैं।